DESARROLLA
UNA MENTE PRODIGIOSA

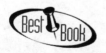

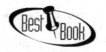

RAMÓN CAMPAYO

CAMPEÓN Y PLUSMARQUISTA MUNDIAL DE MEMORIZACIÓN

Desarrolla una mente prodigiosa

Todos podemos desarrollar nuestra
mente hasta límites insospechados

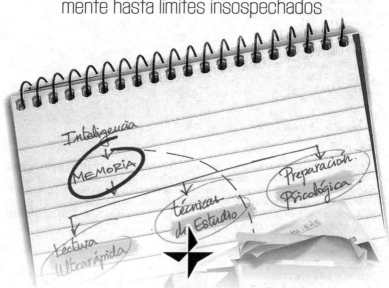

EDAF

MADRID - MÉXICO - BUENOS AIRES - SAN JUAN - SANTIAGO - MIAMI
2009

© 2004. Ramón Campayo
© 2009. De esta edición, Editorial EDAF, S. L., Jorge Juan, 30. 28001 Madrid

Diseño de cubierta: David Reneses

Editorial Edaf, S. L.
Jorge Juan, 30. 28001 Madrid
http://www.edaf.net
edaf@edaf.net

Ediciones-Distribuciones Antonio Fossati, S. A. de C. V.
Sócrates, 141, piso 5.º
Colonia Polanco
11540 México D. F.
edafmex@edaf.net

Edaf del Plata, S. A.
Chile, 2222
1227 Buenos Aires (Argentina)
edafdelplata@edaf.net

Edaf Antillas, Inc.
Av. J. T. Piñero, 1594 - Caparra Terrace (00921-1413)
San Juan, Puerto Rico
edafantillas@edaf.net

Edaf Antillas
247 S. E. First Street
Miami, FL 33131
edafantillas@edaf.net

Edaf Chile, S. A.
Exequiel Fernández, 2765, Macul
Santiago, Chile
edafchile@edaf.net

2.ª edición, octubre de 2009

Depósito legal: M. 42.401-2009
ISBN: 978-84-414-2126-4

PRINTED IN SPAIN   IMPRESO EN ESPAÑA

Anzos, S. L. - Fuenlabrada (Madrid)

Índice

∾

Agradecimientos

L A presentación de este libro obedece a una necesidad real, a una reclamación de muchas personas, de muchos alumnos, de muchos amigos que están interesados en mis métodos de estudio y memorización. A todos os quiero agradecer desde aquí esa espléndida «presión» a la que me habéis sometido y gracias a la cual estoy ahora sentado frente al teclado de mi ordenador, dando los primeros pasos para escribir este completo curso que cubrirá todos los conocimientos necesarios para saciar a los curiosos, a los iniciados y a los profesionales.

Así, vosotros formáis parte en cierto modo de este libro, y quiero devolveros el favor y serviros en bandeja el secreto de todo nuestro poder mental. Deseo que aprendáis a usar cada uno de los mecanismos mentales, de actuación y de creación que poseemos para triunfar en la vida, no solo mediante la correcta utilización de mis técnicas de estudio, sino reforzando también vuestra seguridad personal y preparación psicológica hasta el extremo.

No quisiera terminar este apartado sin dedicar un especial recuerdo a María Jesús García, más conocida como «Chus», mi mujer, mi amiga, mi compañera, mi secretaria, mi ayudante... ¡Cuántas cosas buenas he podido hacer gracias a ella...!

Para ella y para todos vosotros mi especial cariño y gratitud.

RAMÓN CAMPAYO

1

La mente y la memoria

LA MENTE

Es la facultad que tiene cada una de nuestras células para poder pensar, razonar, memorizar, imaginar, aprender, sentir, elegir, etcétera. Como en el cerebro poseemos infinidad de células más que en el resto del cuerpo, tenemos la sensación de que nuestra mente reside ahí, y ello es en cierto modo correcto.

Nuestra mente es compleja y tiene capacidades conscientes y subconscientes. Por este motivo puede actuar de ambos modos.

La CONSCIENCIA la usamos exclusivamente para razonar y para elegir, y a veces también para pensar (el pensamiento está controlado básicamente por nuestro subconsciente).

En el SUBCONSCIENTE, en cambio, reinan sensaciones diferentes, y aquí es donde residen principalmente la memoria, los sentimientos y la imaginación, por lo que es donde nos vamos a centrar de manera especial.

El INCONSCIENTE podríamos definirlo como una parte del mencionado subconsciente, de difícil acceso, donde se archivan los traumas pasados como mecanismo de defensa.

La memoria

Es la capacidad mental que nos permite guardar o retener una información o conjunto de datos.

La memoria está intrínsecamente relacionada con el concepto de APRENDIZAJE, siendo este el conocimiento y el razonamiento de lo memorizado.

La memoria funciona como un almacén (entran y salen datos continuamente), y, como dije anteriormente, reside en la parte de la mente que llamamos subconsciente. Buena prueba de ello es que todo lo que vamos viendo o detectando por cualquiera de nuestros sentidos a lo largo del día es almacenado o memorizado inconscientemente, nosotros no lo provocamos, y ni siquiera nos damos cuenta.

En cualquier momento del día podremos recordar fácilmente qué hemos estado haciendo en sus horas previas, o incluso en días pasados, y lo sabremos con facilidad, ya que lo hemos ido memorizando según iba transcurriendo ese tiempo. Este hecho ha sido posible gracias a un proceso de memorización totalmente inconsciente.

Otra forma de demostrar que esa capacidad de almacenaje de datos reside en el subconsciente viene dada cuando a veces, en distintas circunstancias nos vemos incapaces de controlar nuestra memoria. Por ejemplo, en la realización de ciertos exámenes importantes la mayoría de las personas pueden padecer esa especie de parálisis cerebral, o de bloqueo mental, que, causado por un exceso de presión y de tensión emocional, llega incluso a impedir el correcto funcionamiento de nuestra memoria (al igual que el de otras facultades mentales).

Si nuestra memoria fuese usada y controlada conscientemente, nunca se nos quedaría en blanco ni tampoco nos jugaría malas pasadas. ¿Cuántas veces se nos han quedado ciertos datos en la «punta de la lengua» y cuanto más nos esforzamos en intentar recordarlos más nos cuesta? ¿Quién no ha sido algunas veces traicionado por su memoria?

Por residir la memoria en el subconsciente, nunca podremos dominarla al 100 %, aunque con práctica y entrenamiento sí lo haremos en un 99,9 % de las ocasiones.

Bien, ya sabemos que nuestra memoria es un almacén que sirve para guardar información. Da igual que esta esté almacenada en forma de datos visuales, auditivos o de cualquier otro tipo. En cualquier caso, lo que de verdad nos interesa a nosotros ahora es conseguir sus llaves de acceso y, con ellas, el control absoluto de ese almacén. Por tanto, vamos a conocer sus mecanismos, a saber cómo funciona y también por qué motivos nos puede fallar a veces. En resumen, se trata de poder sacar el máximo rendimiento de nuestra memoria y de usarla de la manera más eficaz posible.

14

TIPOS DE MEMORIA

La memoria podemos clasificarla de dos formas distintas:

A) Atendiendo al tiempo que somos capaces de retener la información memorizada:

— De CORTO PLAZO, cuando, por ejemplo, nos dicen todos los dígitos de un número de teléfono y sucede que, si no los anotamos inmediatamente, se nos olvidan, pues solamente somos capaces de poder retenerlos durante unos pocos segundos. A veces nos repetimos dicho número para nosotros, de forma incesante, para escucharlo de nuestra propia voz y así poder recordarlo mejor hasta que lo anotemos.

— De MEDIO PLAZO, cuando la información se retiene uno o dos días a lo sumo.

— De LARGO PLAZO, cuando es retenida meses o años y solo requiere de pequeños estímulos para mantenerla nítida en nuestro recuerdo. A modo de ejemplo puede valernos el nombre de la ciudad donde nacimos, la imagen de la cara de un hermano o la voz de nuestro padre.

B) Atendiendo al sentido por el que percibimos el tipo de la información a memorizar. Así, la memoria puede ser:

— VISUAL, es la más importante y poderosa de todas, y gracias a ella podemos recordar las cosas que vemos. En el caso de un estudiante que está leyendo un texto, su mente puede proceder a transformar esas palabras que ve escritas en imágenes, las cuales forman la llamada memoria fotográfica (que no debe ser confundida con la memoria eidética), siempre y cuando esta persona haya conseguido adquirir la destreza necesaria.

Mientras una persona está leyendo se van produciendo una serie de enlaces, más o menos lógicos, de todos los datos que lee. Estos son interpretados por su mente subconsciente junto con los datos que esa persona memorizó anteriormente o que ya tenía adquiridos desde una época pasada. A la comprensión de los datos que la mente es capaz de retener o de asimilar es a lo que vamos a denominar *aprendizaje*.

El estudiante solo aprende cuando es capaz de razonar y de comprender lo que está memorizando. Esto es posible si trabaja con datos a los que llamaremos secuenciales, los cuales estudiaremos más adelante. Hay otro tipo de datos (llamados datos puros) que no pueden ser razonados y que, por tanto, no pueden aprenderse, aunque sí pueden memorizarse fácil y profundamente en la memoria de largo plazo. También los veremos en breve.

Observemos con atención cómo distinguimos claramente entre los conceptos de memorizar y de aprender. Muchas personas pueden haber memorizado datos, pero a lo mejor ni siquiera saben que los han memorizado, con lo cual no han aprendido absolutamente nada. Para aprender hay que poder entender y razonar lo que ha sido memorizado, y además se ha de tener una clara consciencia de esos datos. La acción de aprender crea experiencia, es decir, aquella persona que ha aprendido algo podrá deducir sus conocimientos en el futuro cuando sea necesario, pudiendo entonces usarlos para algún fin. En cambio, el que ha memorizado a lo bruto, sin entendimiento, será incapaz de responder acertadamente cuando alguien le formule una pregunta planteada de forma distinta a como él la memorizó.

Ahora quisiera desmitificar lo que normalmente se entiende por memoria fotográfica, es decir, lo que supuestamente poseen ciertas personas que, de una manera más o menos mágica y en un abrir y cerrar de ojos, les permite ir haciendo «fotografías» de todo lo que ven, por ejemplo de una habitación, y retener esa información nítidamente en su recuerdo, como si la estuviesen volviendo a ver. Esa idea es completamente falsa y nadie puede hacer eso. Me incluyo yo también, por supuesto.

Sí es cierto que todos tenemos la capacidad para hacer o recordar pequeños flashes fotográficos, pero estos solo perduran unas décimas de segundo en nuestra memoria, aunque pueden ser desarrollados con el entrenamiento. Constituyen la memoria eidética.

En cualquier caso, la memoria más fuerte será aquella basada en imágenes, y más aún la que se componga de imágenes que posean movimiento, lo que yo denomino **vídeo mental**. Sin duda, esta es la mayor arma memorística que todos los humanos poseemos para memorizar y también para poder leer velozmente. Fíjate, por ejemplo, lo bien que se nos queda la información de una película que estamos viendo en el vídeo de nuestra casa. Ello es así porque precisamente estamos viendo esas imágenes en realidad. Pues bien, nosotros somos capaces de forzar la aparición de tales imágenes mentales aumentando la rapidez de nuestra lectura, incrementando así la velocidad de memorización de una manera impresionante.

El resto de los sentidos que poseemos también pueden hacernos memorizar una información, pero estos son realmente mucho menos eficaces. Siguiendo con ellos, y por orden de importancia, nos encontraríamos en el siguiente lugar con la memoria que funciona a través del oído, y que se denomina:

— AUDITIVA, una memoria muy usada diariamente y que nos permite, por ejemplo, memorizar y recordar una canción.

Fíjate que en primer lugar se memoriza y posteriormente se recuerda, por lo que, lógicamente, no podremos recordar nada que no hayamos memorizado con antelación. A veces puede llegar a costarnos recordar una información ya memorizada, debido a ciertos mecanismos de censura inconsciente que poseemos y que son en realidad sistemas defensivos que utiliza nuestra mente de vez en cuando (para algunas personas lo hace con más frecuencia de la que ellos quisieran).

— GUSTATIVA, sin necesidad de explicarla. ¿Quién no es capaz de recordar el sabor de su comida preferida? Sobre todo cuando la está comiendo otra vez.

— OLFATIVA, gracias a ella y a nuestro olfato podremos memorizar y recordar los olores.

— TÁCTIL, recordando mediante el tacto las sensaciones que un día percibimos a través de nuestra piel.

Finalmente, hay otro tipo de memoria interesante, la llamada memoria QUINESTÉSICA, la cual nos permite realizar todo tipo de acciones y movimientos musculares que ya tenemos asimilados de manera completamente inercial e inconsciente, como, por ejemplo, andar, escribir o conducir un vehículo a motor.

Es muy importante a tener en cuenta, para aquellos estudiantes que tengan que realizar *exámenes prácticos,* que la mejor manera de desarrollar este último tipo de memoria, la quinestésica, es precisamente practicando mucho tales actividades, intentando llevarlas a cabo de manera automática, sin pensar demasiado en lo que se está haciendo y, ¡cómo no!, actuando siempre con el mayor agrado posible.

INFORMACIÓN MEMORIZABLE

Ya estamos empezando a iniciarnos en el apasionante mundo de la memoria, pero ¿qué tipo de información es memorizable? ¿Qué podemos memorizar realmente?

«Solamente» podemos memorizar una cosa: datos. Los datos son los componentes de una información, y la información más sencilla posible estará compuesta por un solo dato. Por ejemplo, si yo digo:

«La capital de Francia es París»

Aquí os estoy mostrando una información básica compuesta por un solo dato. Os estoy dando un dato único de Francia, y este es que su capital es París.

Esa información se compone de dos partes (o focos) que son «Francia» y «París», así como de un enlace que es «capital». El enlace es la relación que guarda el segundo foco (París), y que es en realidad el dato propiamente dicho, con el primero (Francia). En este caso, y tal y como expongo la frase anterior, «Francia» es la fuente u origen del dato (está escrito antes) y representa, por tanto, el foco de salida. París es el foco de llegada o de destino del dato.

Aunque pueda parecer lo mismo, no sería igual memorizar el dato al revés, intercambiando los focos y diciendo: «París es la capital de Francia». El foco de salida deberá ser siempre el que represente una mayor magnitud, y en este caso lo es Francia respecto a París.

Por tanto, la manera correcta de ordenar este dato para poder memorizarlo mejor sería:

«*Francia,* capital: *París*»

Este tipo de dato es en realidad un dato puro (lo estudiaremos una línea más abajo). No olvidéis de ahora en adelante que, para memorizar datos puros, siempre es mejor poner como fuente u origen del dato aquel foco que os sugiera una magnitud mayor o más importante. En este caso, y tal y como dije anteriormente, es evidente que «Francia» tiene una mayor magnitud, por ser una nación, que la ciudad de «París». Por ello, y siempre que sea posible, memorizaremos el dato por el orden correcto:

Foco mayor, enlace y foco menor.

Observa y compara este orden con el que pusimos al principio del ejemplo, cuando decíamos: «La capital de Francia es París». En este caso, la información es más difícil de memorizar, pues nos aparece ordenada así:

Enlace (capital), foco mayor (Francia), foco menor (París).

Si el orden del dato hubiese sido «París es la capital de Francia», nos hubiese venido primero el foco menor «París» como salida del dato, y a su vez «Francia» como llegada. En este caso sería mejor cambiar el orden, tal y como te he explicado anteriormente.

Quizá pueda parecerte todo esto un poco complicado, o al menos algo raro, pero es necesario que lo entendamos bien y que te familiarices con ello para seguir avanzando por el libro de la manera más exitosa.

NOTA: Ten en cuenta que los términos que has leído antes (focos, enlaces, etc.), así como los que vas a leer a continuación (datos puros, secuenciales...), son vocablos acuñados por mí y obedecen a los resultados de una profunda investigación. Al ser nuevos para ti, es normal que puedan parecerte algo complicados al principio, pero como están llenos de lógica y de fundamento, pronto te familiarizarás con ellos y los dominarás convenientemente.

TIPOS DE DATOS MEMORIZABLES

Cuando un estudiante se pone a leer un texto cualquiera, podrá comprobar fácilmente que la información o datos que va percibiendo pueden ser de dos tipos:

A) Datos puros

Son aquellos en los que no existe ningún tipo de relación ni de lógica entre ambos focos.

Por ejemplo, si una persona quiere memorizar todas las capitales del mundo, comprobará que no existe ninguna relación lógica entre esa capital y su país.

¿Por qué ha de llamarse Pekín a la capital de China? ¿Qué tipo de lógica hay en ello? Podría ser cualquier otra ciudad, ¿no?

Yo nunca podré deducir el nombre de la capital de un país cualquiera usando solo el razonamiento, y si repito su nombre muchas veces quizá pueda llegar a retenerlo durante unas horas, o como mucho, y en el mejor de los casos, durante unos pocos días, poquísimos, desde luego, pero finalmente acabaré, sin duda alguna, olvidándolo, o lo que incluso puede ser peor, confundiéndolo con los nombres de las capitales de otros países diferentes.

Estos datos cuyos focos no están relacionados de manera lógica ni de forma más o menos predecible, y que hemos decidido llamar **datos puros** (porque son *pura y llanamente* eso, datos sin más), son los predominantes en los exámenes tipo test, los que más abundan en sus preguntas.

Son también los más «difíciles» de memorizar para cualquier persona que no sepa cómo hacerlo, justo a la inversa de lo que nos pasará a nosotros.

Podemos decir sin temor a equivocarnos que la densidad de datos puros que haya en un tema, es decir, la cantidad o proporción existente de ellos, será lo que le marque a un estudiante (que no sabe estudiar) la «dificultad» para memorizar y retener dicho tema.

Piensa que de momento solo estamos haciendo un tanteo. Por lo pronto, simplemente te los estoy presentando, pero todavía no sabemos cómo memorizarlos. Eso vendrá un poco después.

Veamos a continuación el segundo y último tipo de datos con el que nos vamos a encontrar mientras leemos, mientras estudiamos o mientras estamos viendo un documental o una película en el televisor de nuestra casa:

B) Datos secuenciales

Entre ellos existe una interconexión más o menos lógica o predecible, ya que obedecen a una determinada secuencia que a veces se puede incluso razonar o prever con cierta facilidad; de ahí su nombre.

Para el estudiante, estos datos constituyen el esqueleto de toda la información de cada uno de sus temas, pero no profundizan demasiado en ellos ni tampoco le van a proporcionar muchos detalles al respecto.

Nada mejor que **un buen ejemplo** para comprender todo lo que estamos diciendo:

Supongamos que queremos memorizar la película (o la historia) del transatlántico *Titanic,* cuya información es la equivalente a la de un libro de considerable tamaño.

Pongo este ejemplo tan conocido con el fin de que el lector sepa, de la forma más aproximada posible, de qué estamos hablando y así pueda seguirlo con la mayor facilidad.

En dicha película nos aparecerán numerosos *datos lógicos* que responderán a *secuencias* más o menos predecibles y que, por similitud con esta palabra, he convenido en llamarlos **datos secuenciales.**

Entre estos datos secuenciales, unos más lógicos que otros (algunos de ellos los memorizaremos con mucha facilidad, ya que son realmente muy previsibles), podremos citar que, en primer lugar, y al principio de la película, debe existir un *embarque de los pasajeros,* que después, y tras una *travesía de lujo,* el barco *chocará contra el iceberg* (y, por ejemplo, no podría chocar contra él antes de empezar dicha travesía, lógicamente). Que tras el choque, y solo después de este, es cuando *entrará el agua en el casco.* Que luego vendrá el *hundimiento del barco,* a continuación lo hará el *rescate de los supervivientes,* etcétera.

¿Quién no puede razonar o predecir el orden lógico de estas secuencias?

21

Es difícil confundirnos o perdernos en los anteriores datos secuenciales porque nos permiten razonar el orden de la película sin ninguna dificultad.

En otras palabras: los datos secuenciales son aquellos que una persona será capaz de contar a un amigo cuando salga del cine tras acabar de ver una película. Es decir, toda la información de la película que se ha quedado grabada en su memoria inconscientemente.

Como dije anteriormente, estos datos forman el *esqueleto de la información a memorizar* (o ya memorizada), en este caso del citado largometraje, y no nos proporcionarán los detalles más profundos ni aquellos que se salgan de toda lógica o razonamiento. Tampoco los datos que dependan exclusivamente del azar, como la distancia recorrida por el transatlántico o el número de víctimas que hubo tras su hundimiento.

Pero, por otra parte, también existen en la película multitud de *datos puros* (que no tienen relación o lógica entre sí), como, por ejemplo, que se llamaba *Carpathia* el barco que llegó en socorro del malogrado transatlántico, que el *Titanic* se hundió el 14 de abril de 1912, que era un barco irlandés (podía haber sido inglés o de cualquier otro país, ¿no?), etc.

Son ejemplos de datos puros, aquellos carentes de toda lógica y ante los cuales no podemos deducir ni predecir ninguna otra información. Por el contrario, en los datos secuenciales sí podremos deducir que solamente se podrá ir el barco a pique después de chocar contra el iceberg, y no antes.

Entre los datos puros más habituales encontraremos todas las fechas, números, medidas, cantidades, etc. Estos datos solamente se pueden memorizar mediante la técnica de acciones (o de asociaciones) inverosímiles, pero los estudiantes siempre usan la ineficaz técnica de la repetición continua.

Esta técnica de la repetición en la memorización de los datos puros deja mucho que desear y podríamos llegar a un examen, por ejemplo, sin ser capaces de recordar si el mencionado barco se hundió el 14 de abril de 1912, o si, por el contrario, fue el 12 de abril de 1914.

Nos podría surgir entonces esta terrible duda a pesar de haber repasado y repetido la fecha innumerables veces durante la memorización del tema y en sus repasos, a pesar de haberla memorizado «perfectamente». ¿Qué estudiante no ha tenido alguna vez una duda similar?

La técnica de la repetición empleada para memorizar los datos puros, como fácilmente se puede comprobar, resultaría además sumamente desagradable de usar, ya que equivaldría a repetir una y otra vez la fecha, como si fuésemos papagayos, y, por si fuese poco, nos podría dejar en la «estacada» durante el examen o en cualquier otro momento.

Más adelante explicaremos con detenimiento y con ejemplos la forma adecuada de memorizar este tipo de datos, la cual es por medio de asociaciones inverosímiles.

¿Dime ahora qué sucede cuando vemos una película una o dos veces? ¿Verdad que se nos queda memorizada al menos en su mayor parte, fácilmente y sin esfuerzo?

Por lo tanto, la manera correcta de memorizar una película (o un tema cualquiera) será viéndola entera varias veces, pero de un solo tirón, y no estando con el mando del vídeo continuamente parándola, retrocediéndola y viendo las secuencias muchas veces seguidas, como sucede cuando un estudiante coge un libro y lee repetidamente un texto (o la misma página) una y otra vez, volviendo incesantemente hacia atrás. ¿No sería muy desagradable ver así dicha película?

Recordemos que estudiar debe parecerse a ver una película en el vídeo de casa. En caso contrario estamos haciendo algo mal.

Al ver dicha película entera, sin interrupciones, conoceremos mucho mejor su idea general, la cual será el esqueleto o soporte de toda la información que nos transmita. Este soporte o esqueleto estará constituido por todos sus datos secuenciales y, para memorizarlos, nada mejor en este caso que la utilización de la técnica de la repetición.

Por supuesto que, tal y como hemos dicho antes, la película tendrá también muchos datos puros, como los nombres de las ciudades, de las personas, las fechas, las cantidades, ciertas escenas fortuitas o azarosas, etcétera, que habrá que ir memorizando por separado con la técnica de las asociaciones inverosímiles, la cual muy pronto estudiaremos.

DIRECCIÓN DE LA MEMORIZACIÓN

Vamos a aprender ahora una regla general de suma importancia a la hora de estudiar, la cual se podrá empezar a aplicar inmediatamente:

Debemos memorizar siempre de más a menos.

Es decir, de mayor a menor extensión, de mayor rango a menor, e inversamente de menor profundidad y detalle en la información a mayor.

Según la norma anterior, si queremos memorizar una película, deberemos verla inicialmente de un tirón, trabajando así y en primer lugar con su completa extensión. Igual sucedería con un libro o con un tema. Insisto, *se estudia de más a menos,* justo al contrario que sucede con la profundidad y con el detalle de la película o del tema en cuestión, los cuales irán progresivamente en aumento de menos a más.

Esto es algo muy lógico, aunque al principio, al ver la película por primera vez muchos de sus detalles no los entenderemos o nos pasarán inadvertidos, pero aun así deberemos verla de un solo tirón, pues siempre nos será más cómodo y a la larga más eficaz.

Cuando la veamos por segunda o por tercera vez y ya nos sea muy familiar, llegará entonces el momento de buscar profundidad en sus detalles, en las escenas más difíciles que contenga, pero esto es algo que también deberemos hacer poco a poco. Así iremos introduciéndonos de manera progresiva en los detalles más complejos y minuciosos, pues cada vez tendremos una mayor preparación para ello.

Haremos lo mismo con los temas. Si pretendemos conocerlos al principio en toda su profundidad (en vez de trabajar con ellos primeramente en su extensión y de manera más superficial, fijándonos exclusivamente en sus detalles más sencillos), lo más probable es que acabemos viéndolos más complicados de lo que realmente son y quizá lleguemos a sentirnos un poco asustados, o cuando menos algo desanimados, aparte de que indudablemente nos costará mucho más trabajo memorizarlos así. Por esta razón, no deberemos preocuparnos si ciertos datos no se nos quedan bien grabados en la memoria al leer por primera vez un tema.

Todo estudiante habrá observado que muchas dudas que le surgen mientras estudia quedan solventadas un poco más adelante, en el mismo tema o en otros posteriores, a medida que va adquiriendo más conocimientos y a la vez que se van solidificando y completando los que ya tenía. Es lo mismo que nos puede suceder con algunas secuencias de una película de cine que veamos algo confusas o que no entendamos bien. Con frecuencia llegamos a comprenderlas al final, pero de momento, y para no perder la concentración ni la motivación, lo mejor es dejarlas pasar por alto, no pensar en ellas y seguir viendo la «peli» como si tal cosa, ¿verdad?

Todo sea por ganar motivación y un tiempo valioso, el cual se desperdiciaría si nuestro estudiante se detuviese demasiado tiempo al encontrarse por primera vez con una duda en la película, o similarmente con alguna parte del tema que esté estudiando que sea más profunda o difícil de comprender.

Por tanto, está claro que si nuestra pretensión es memorizar un libro o un tema en concreto deberemos leerlo como si de una película se tratase, intentando ver y oír la información que vamos leyendo al igual que haríamos con las escenas de esa película, evitando el volver continuamente hacia atrás. Sería sumamente desagradable parar la película con el mando a distancia del vídeo y estar repitiendo una y otra vez cada escena. De este modo, lo más importante al principio será entonces captar bien la idea general o esqueleto de la información (datos secuenciales).

Insisto por última vez: es mejor ver inicialmente cada tema o cada materia en toda su extensión y con poca profundidad. Esta deberá ir aumentando en repasos sucesivos, según vayamos dominando la estructura general del tema.

Cuando veamos la película dos o tres veces, es evidente que su esqueleto lo tendremos bien memorizado. Sin embargo, no habremos podido memorizar todavía sus datos puros, los cuales deberemos asociar mediante acciones inverosímiles.

Fíjate en que todo lo que te estoy explicando está intrínsecamente recogido en nuestra naturaleza interior y tiene relación directa con nuestra manera de ser y con nuestro comportamiento. Dicho de otro modo, no te estoy diciendo nada que en el fondo no sepas.

SISTEMAS DE MEMORIZACIÓN

Dependiendo del tipo de datos que contenga, cualquier información que caiga en nuestras manos podremos memorizarla de alguna de estas tres diferentes maneras:

El razonamiento

Deberemos usarlo preferentemente, antes que cualquier otro sistema de memorización. Este método se empleará siempre que estudiemos una información que seamos capaces de razonar y de comprender. Dicha información será guardada más sólidamente en nuestra memoria, y en este caso hablaremos además de aprendizaje.

Fíjate que el aprendizaje tiene una enorme importancia a la hora de entender y contestar a las preguntas que nos van a aparecer en los exámenes tipo test, cuya información sobre ellas ya debimos memorizar y razonar convenientemente en su día, puesto que es en la resolución de este tipo de pruebas, así como en su preparación, donde la necesidad del razonamiento se vuelve más patente.

El razonamiento se usa con mucho éxito para memorizar temas de física o de matemáticas, por ejemplo, con abundancia de fórmulas, leyes, etc. También en distintos tipos de temario o partes de un tema en los que sus datos estén conectados por una determinada lógica, es decir, cuando se trate de aprender datos cuyas secuencias sean perfectamente deducibles por medio de la razón.

Por otra parte, y también haciendo uso del razonamiento como sistema de memorización y aprendizaje, podremos deducir por nosotros mismos conocimientos nuevos basándonos en otros que ya tuviésemos aprendidos, además de consolidar de igual modo los que ya sabíamos.

Pero, lógicamente, no todos los datos que queremos memorizar se pueden razonar. Por ello tendremos que recurrir con mucha frecuencia a los otros dos sistemas de memorización posibles.

La repetición

Es evidente que en el ejemplo que puse de memoria a corto plazo lo que hacemos es repetir de manera ininterrumpida el número de teléfono que nos han facilitado, y a ser posible en voz alta (para usar también la memoria auditiva) hasta que podamos anotarlo en un papel.

La repetición es el sistema de memorizar más usado por los estudiantes, pero no se utiliza normalmente de la manera más efectiva posible. Hemos dicho con anterioridad que memorizar un tema debía ser similar a ver una película en el vídeo de casa, sin interrupciones. Se trata de verla entera, dando prioridad inicialmente a su extensión, y así, tras verla varias veces en días sucesivos, habremos usado correctamente el sistema de repetición y memorizado sus datos secuenciales de la forma más eficaz que existe.

Más adelante, en el capítulo que trata acerca de la preparación del temario, volveremos a tratar sobre este tipo de memorización en mayor profundidad.

Acciones o asociaciones inverosímiles

Cuando vemos algo muy curioso, alguna acción que nos llama poderosamente la atención, algo que esté totalmente fuera de lo normal y que nos resulte increíble... ¿Qué sucede?

Lo que sucede entonces es que esos datos tan extraordinarios que vemos llamarán poderosamente la atención de nuestro subconsciente y se quedarán sólidamente archivados en nuestra memoria de largo plazo.

Si de repente viésemos, por ejemplo, que nuestro perro empezase a hacer malabares con tres naranjas, ¿no nos acordaríamos para siempre de ese momento? ¡Vaya que sí! Y probablemente nos acordaríamos también de todo lo que sucedió durante ese día. Podríamos responder sin ningún tipo de dificultad a todas estas preguntas:

¿Qué estábamos haciendo nosotros antes de presenciar esa escena tan increíble?

¿Cómo fueron las naranjas a parar a las patas de nuestra mascota?

¿Qué hicimos cuando terminó esa actuación?

Etcétera. Nos acordaríamos perfectamente de todo, por muchos años que transcurriesen después.

La memoria basada en las acciones inverosímiles se revela como *la más poderosa de todas ellas,* debido el enorme interés que mostrará nuestro subconsciente (donde reside la memoria) para almacenar y no perder tan especial, única y «valiosa» información, por eso la vamos a llamar **supermemoria**.

2

Supermemoria

Pude haber algún alumno que ya haya practicado asociaciones o enlaces de forma inverosímil porque haya leído algo así en un libro o porque alguien le haya explicado algo. Yo no me conformo con eso. Debéis aprender y dominar esta técnica de manera perfecta y saber bien cuándo, dónde y cómo usarla, pues es el arma mental más poderosa que tenemos.

En esta sección conocerás los secretos que rigen el mundo de la memoria más impresionante, usados por los profesionales, y que son necesarios también para cualquier estudiante que se precie.

Con estas técnicas de memorización, que aparentan ser auténticos milagros para quien no las conoce, y mediante unos sencillos ejercicios prácticos, irás ganando en soltura y en desenvolvimiento.

Espero sinceramente que las disfrutes y que aprendas a utilizarlas del modo más adecuado y cuando convenga, para que así obtengas un rendimiento máximo en cualquier actividad, sea de estudio o no, a que las dediques.

Así pues, vamos sin demora a por el primer ejercicio inicial de reconocimiento.

PRIMER EJERCICIO

El primer ejercicio que os propongo, y que demostrará claramente la enorme fuerza de esta memoria, consiste en memorizar una cadena de veinte palabras con solo verlas escritas una vez.

Las primeras diez palabras están puestas a continuación:

tractor, bombilla, cigüeña, botón, mesa, esquiador, gorila, barco, bicicleta y botella.

La memoria solo puede funcionar mediante enlaces. En el caso de los datos secuenciales, unos datos nos llevan a los otros mediante una determinada lógica o secuencia. Si los datos son puros, como las diez palabras anteriores, no existirá ninguna lógica y por ello deberemos crear unos enlaces inverosímiles para que la mente los valore como «algo único» y podamos así memorizarlos de forma automática y sin esfuerzo.

En primer lugar vamos a crear un enlace inverosímil entre «tractor» y «bombilla»:

Imaginemos, por ejemplo, un *tractor* que está en un campo y va haciendo un surco con un arado que lleva enganchado detrás.
A medida que el tractor avanza, el arado va desenterrando del suelo *bombillas* de cristal que se encienden automáticamente.

Intentad ver esta secuencia como si estuvieseis solo a unos metros de distancia. Si es preciso, cerrad los ojos y hacedla tan real en vuestra mente como podáis. ¡Vamos, visualizadla unos segundos!

* * *

Seguidamente nos olvidaremos de la asociación anterior, formada por «tractor-bombilla», y continuaremos enlazando el resto de las palabras de forma inverosímil.

La siguiente palabra es «cigüeña», y ahora nos toca, por tanto, asociar bombilla con cigüeña:

Imaginemos una *cigüeña* colgada del techo y que entre su largo pico tiene una *bombilla*. Sus largas patas cuelgan hacia abajo y, si tiramos de ellas, dicha bombilla se enciende y se apaga alternativamente.

Ved esta imagen en vuestra mente con detalle. Observad el cuerpo estilizado y las plumas que posee la cigüeña. Cuando tiramos de sus patas hacia abajo oímos un «clic» y podemos ver cómo la habitación se ilumina con una luz cegadora debido a la iluminación que proporciona la bombilla.

Las dos siguientes palabras son «botón» y «mesa», y ahora os propongo un enlace triple con cigüeña, botón y mesa:

> Imaginemos una *cigüeña* que, como si de una máquina remachadora se tratase, va incrustando con su pico grandes *botones* negros de abrigo en la superficie de una *mesa* de madera.

Los botones los va vomitando del estómago y aparecen en su pico misteriosamente. Lo hace tan rápido que parece una máquina repetidora. Podemos sentir también el olor típico de la madera.

La siguiente palabra es «esquiador», y ahora tendremos que enlazar de manera inverosímil mesa con esquiador:

> Veamos en nuestra mente a un *esquiador* que se desliza por una ladera de nieve sentado en una *mesa* tumbada que tiene las patas hacia arriba.

Para reforzar las visualizaciones es conveniente ver detalles en la escena:

> Fijémonos en la blancura resplandeciente de la nieve. El esquiador va agarrado con fuerza a las patas delanteras de la mesa. Baja con gran rapidez, haciendo todo tipo de eses, y vemos pasar de fondo los abetos verdes nevados.

La siguiente palabra que tenemos que memorizar es «gorila», y por ello enlazaremos ahora esquiador y gorila:

Esta vez veremos a un *gorila* furioso que arranca dos barrotes de su jaula y se impulsa con ellos *esquiando* en dos enormes plátanos por un lago helado, tras un oso polar que le ha robado un racimo de plátanos.

En esta asociación es evidente que ver tantos plátanos nos ayudará a recordar la imagen del gorila.

La mayoría de vosotros es muy posible que esté pensando: «Menudo cacao mental tengo ya». ¡Nada de eso! Recordad que la memoria funciona de modo subconsciente y que memorizamos de forma automática, casi sin darnos cuenta. Vamos, pues, a olvidarnos ahora de todas las asociaciones anteriores, que nadie haga «trampas» mirando hacia atrás (es perjudicial hacer esto), y ¡preparados para las próximas palabras!

Ahora es el turno de asociar «gorila» con «barco»:

Imaginemos que el famoso *Titanic* no se hundió realmente tal y como nos lo han mostrado en las películas:

Lo que sucedió fue que, tras chocar contra el iceberg y estando ya el *barco* levantado verticalmente y dispuesto a irse al fondo, surgió del mar un inmenso *gorila*, «King-Kong», que lo cogió y lo puso otra vez a flote. Tras su hazaña se golpea el pecho con sus puños. Los pasajeros, asustados por el estruendo, se tapan los oídos con las manos.

Asociemos ahora «barco» con «bicicleta»:

Veamos cruzando el río Misisipí a uno de esos barcos antiguos que poseen una noria detrás para impulsarse.

Esa noria gira e impulsa el *barco,* porque los sudorosos pasajeros, como si de esclavos remeros se tratase, están *pedaleando* en la cala del barco.

Para ayudarles, dos hombres van desde las orillas remolcando el barco con unas sogas atadas a sus *bicicletas.*

La última palabra que nos queda es «botella». Asocien bicicleta y botella de forma inverosímil:

> Un ciclista coloca su *bicicleta* encima de una *botella* gigante y, saltando en equilibrio sobre una sola rueda, va introduciendo el corcho por el cuello de esta.

¿Estás preparado ahora?

Bien. Te recuerdo que la primera palabra era «tractor». Tómate el tiempo que necesites e intenta recordar qué pasaba con dicho tractor, qué escena inverosímil estuvimos visualizando. Te vendrá a la cabeza la siguiente palabra, y así haremos sucesivamente lo mismo con toda la cadena de diez palabras.

Intenta recordarlas todas antes de seguir leyendo.

¡Vamos a por ellas!

* * *

Lo más probable es que hayas podido recordar todas las palabras sin dificultad y por su orden correcto. Si te has atascado en alguna asociación, probablemente será porque no has visto correctamente la visualización inverosímil que te he propuesto. En ese caso, visualízala otra vez con más nitidez o bien intenta cambiar esa asociación por otra que te guste más.

Toma ahora la última palabra de la cadena anterior, «botella», y haz una asociación inverosímil con «baúl», que es la primera palabra de la nueva cadena que verás a continuación.

Después, enlaza «baúl» con «toro», y así sucesivamente hasta llegar a «balón», del mismo modo que yo lo he ido haciendo anteriormente. Cuando termines de asociarlas todas, tendrás en tu memoria una cadena de veinte palabras en total.

baúl, toro, libro, reloj, alfombra, nube, puerta, roca, mar y **balón.**

s terminado de asociar todas las palabras, piensa en
s: «tractor», e intenta recordar por orden las veinte.
o que vayas apuntando en un papel las palabras a
as recordando, para poder comprobar después el re-
:io.

ni hagas trampa, ¿eh? ¡Suerte!

CASILLEROS MENTALES

Un casillero mental es simplemente una construcción memorística que nos permitirá almacenar datos en nuestra memoria de forma
ordenada.

La construcción de al menos un casillero mental es completamente necesaria para cualquier estudiante. Es más, puedo afirmar
sin temor a equivocarme que nunca será un eficaz estudiante aquel
que no tenga ni sepa usar un buen casillero mental.

Empecemos, pues, a construir uno rápidamente. Para ello, lo primero que necesitamos es crear una ley que nos permita **transformar
los números en letras.**

Más tarde formaremos palabras con los números, ya que estas sí
se pueden visualizar, y podremos, por tanto, crear asociaciones inverosímiles entre ellas, algo que resultaría imposible de conseguir con
los números, pues no podemos visualizarlos si están compuestos por
más de dos dígitos. Así podremos memorizar todo tipo de datos nu-
méricos, medidas, artículos, fechas, etc.

Fíjate bien que, para hacerlo del mejor modo posible, cada número tendrá correspondencia con una consonante (al menos) del
abecedario, no con las vocales.

Os propongo la siguiente conversión (aunque cada uno de vosotros podrá cambiarla después por otra distinta):

1 t (fácil de recordar porque la letra «t» es vertical como el «1»).
En lo sucesivo, «t» y «1» deben ser lo mismo para ti.

2 n (la «n» tiene 2 patitas).

3 m (tiene 3 patitas).

34

4 c (la palabra «cuatro» empieza por «c»).

5 l (nos ayudará a recordarlo que la «L» equivale al «50» en los números romanos).

6 s (la letra «s» es la única consonante que aparece en la palabra «seis»).

7 f (se parecen, ¿verdad?).

8 ch («ocho» tiene en la «ch» su única consonante).

9 v (la palabra «nueve» tiene una «n», que ya se la adjudicamos al número 2, y una «v» que nos queda libre para este número).

0 r (la palabra «cero» tiene una «c», adjudicada al número 4, y una «r» libre para este número).

¡Bien!, ahora tómate unos segundos para familiarizarte con las conversiones anteriores y memorizar esas correspondencias.

* * *

El abecedario posee otras consonantes que vamos a repartir entre los números anteriores con el fin de que nuestro sistema se vuelva lo más flexible posible.

La *conversión final* de números en letras, que deberás memorizar perfectamente, queda ya definitivamente como sigue:

1 t, d (fácil de asociar al 1, porque «te y de» es el pico número 1 de España, el Teide).

2 n, ñ (la «ñ» también tiene 2 patitas).

3 m.

4 c, k, q (la «k» y la «q» se parecen acústicamente a la «c»).

5 l.

6 s, z (la «z» posee cierta similitud con la «s»).

7 f.

8 ch, j, g (como la «ch» no es una letra muy frecuente, vamos a reforzarla con la «j» y con la «g»).

9 v, b, p (por similitud con la «v», añadiremos la «b» y también la «p»).

0 r.

35

Tómate el tiempo que precises para memorizar perfectamente la conversión de la tabla anterior antes de seguir leyendo. Solo te llevará unos segundos.

* * *

Ya tenemos completado un sistema capaz de transformar números en palabras, las cuales podremos visualizar fácilmente y asociar entre sí de forma inverosímil.

Por ejemplo, si estamos estudiando y nos aparece una fecha, como puede ser el año **1856**, esta podremos sustituirla por la palabra «**tachuelas**». Añadiremos a discreción las vocales que necesitemos para completar la palabra en cuestión. Compruébese cómo las consonantes de la palabra «tachuelas» forman efectivamente el número de la fecha 1856.

Solo nos quedaría ahora hacer una asociación inverosímil entre la palabra que hemos creado, «tachuelas», y el motivo de la fecha, tal y como hicimos en el apartado anterior cuando formamos la cadena de las veinte palabras.

Con este sistema podremos recordar todo tipo de cifras: fechas, números de teléfono, artículos, leyes, códigos, valencias y números atómicos de los elementos químicos, constantes físicas, pesos y medidas, distancias, fórmulas, y un largo etcétera.

Supongamos, por ejemplo, que queremos memorizar el número de teléfono del hospital de nuestra ciudad. Dicho teléfono va a ser el número **91 55 52**.

Podremos descomponerlo fácilmente en dos palabras: «**botella**» y «**Luna**». Ahora haremos una asociación inverosímil. En este caso es conveniente hacer un enlace triple:

Imaginemos un *hospital* en el cual todos los enfermos de las camas están agitando *botellas* de champán. Los corchos salen despedidos con mucha fuerza y golpean en la *Luna*, produciendo multitud de cráteres.

Esta asociación inverosímil hay que verla con la mayor nitidez posible. También hay que oír el ruido que hacen los corchos al salir de las botellas, así como las explosiones que producen al estrellarse violentamente contra la Luna.

Cuando pensemos en el hospital, nos vendrá la imagen de los enfermos agitando las botellas, y acto seguido la de los corchos estrellándose contra la Luna. Entonces recordaremos fácilmente las palabras clave: «botella» y «Luna», las cuales equivalen al número de teléfono de dicho hospital, que es donde empieza la asociación inverosímil que hemos creado (foco de salida).

Con el fin de que cojas soltura y agilidad en la conversión de números en letras, y a tenor del ejemplo que acabas de ver, te propongo que realices ahora el próximo ejercicio.

SEGUNDO EJERCICIO

Memoriza como ya sabes, transformando los números en palabras y después asociando de forma inverosímil estas entre sí, los números de teléfono siguientes:

a) **Trabajo: 43 05 62**

Te voy a aconsejar que escribas en un papel la similitud entre los números y las letras, para que te sea más fácil hacer la transformación. Hazlo de este modo:

4	3	0	5	6	2
C				S	N
K	M	R	L	Z	Ñ
Q					

Así podrás escoger una letra de cada columna (solo una) y te será mucho más fácil ver la palabra (o palabras) que sustituirán a los números. Por ejemplo, ya veo la palabra «comer».

Tendrás que seguir buscando para encontrar otra palabra que sustituya ahora a los números 5, 6 y 2.

Quizá te guste «comer lasaña» en tu trabajo, pero tendrás que buscar la forma de darle un toque de inverosimilidad, de manera que el resultado del enlace triple resultante (el cual te permitirá recordar este número de teléfono) sea algo que de verdad te llame poderosamente la atención e impida que puedas confundirte. Algo que, de haber sucedido realmente, te fuese imposible de olvidar.

Continúa haciendo lo mismo con los siguientes teléfonos:

b) **Estación de autobuses: 78 65 09.**
c) **Estación de ferrocarril: 45 54 75.**
d) **Aeropuerto: 36 12 30.**
e) **Teatro: 90 62 38.**

* * *

Es posible que te haya podido costar encontrar alguna palabra, pero eso no te sucederá cuando tengamos construido nuestro casillero mental. Siempre podrás recurrir a él en caso de emergencia.

CONSTRUCCIÓN DEL CASILLERO MENTAL

Cada una de las casillas (o celdillas) que vamos a ir creando hasta que completemos nuestro casillero deberá estar representada por el nombre de un objeto, el cual tendrá que ser fácilmente visualizable.

Dicho objeto ha de escribirse respetando todas las normas que hemos establecido anteriormente para la conversión de los números en consonantes.

Así pues, para la casilla número 1 necesitaremos el nombre de un objeto (los objetos se pueden visualizar más fácilmente que el resto de las palabras) que solamente posea la consonante «t», o bien la «d», con independencia de las vocales que podamos necesitar, ya que estas se podrán ir añadiendo a discreción, según las vayamos necesitando, para poder formar cada una de las palabras que darán nombre a las casillas.

De igual modo, para construir la casilla 56, por ejemplo, necesitaremos una palabra que posea, por orden, las consonantes «l» y «s», o bien «l» y «z».

Observa que las palabras «lazo» y «losa» se adaptarían perfectamente a nuestro propósito.

Recuerda que *las vocales se pondrán a discreción.*

Vamos a confeccionar a continuación un **casillero mental de 100 casillas.**

El casillero debe ser algo muy personal y las palabras que lo forman tienen que ser objetos bien distintos entre sí y con los que te sientas a gusto. Aparte de los objetos, también nos servirán las personas y los animales, pues se pueden visualizar perfectamente.

Normalmente verás diversas opciones por casilla. Deberás escoger un objeto de entre los propuestos por mí, o bien crearlo tú mismo según las leyes que hemos establecido o siguiendo aquellas que, de modo similar, tú mismo establezcas.

Ahí van ya los *nombres de los objetos* que formarán nuestras primeras diez casillas:

1	Té, **tea** (antorcha), **hada** (la letra «h» es muda), etc.
2	Ñu, **Noé** (embarcando los animales en el Arca), **huno, heno**
3	**Humo, moho, ama** (dueña).
4	**Oca, K. O.** (podemos ver a unos boxeadores). No temamos flexibilizar el sistema.
5	**Ola** (de mar: ved un tsunami), **ala, hilo.**
6	**Oso, asa, hueso.**
7	**Ufo** (OVNI), **feo** (algo que nos sugiera la fealdad).
8	**Hacha, hucha, ajo.**
9	**Ave** (distinta de la «oca» que hemos puesto en la casilla 4), **búho, vaho.**
10	**Toro, atar, T.I.R.** (bajo estas siglas podemos visualizar un gran tráiler en ruta por la carretera).

Observa que, como la letra «h» es muda, la podremos usar a discreción, al igual que las vocales.

Es aconsejable que tengas también la **casilla 0: aro** (que además es redondo como el cero, y por tanto fácil de recordar). Fíjate que la palabra «aro» posee exclusivamente la consonante «r», la cual es la letra que hemos designado un poquito antes como sustituta del número 0.

Memoriza ahora estas primeras diez casillas que acabamos de ver. Son muy fáciles.

Te recuerdo que solo debes escoger una palabra por cada casilla, aquella que te guste más o que te sea más sugerente, pero las palabras que definitivamente elijas deberán ser siempre las mismas para cada casilla.

Recuerda igualmente que, si no te gusta ninguno de los objetos que te he mostrado, puedes buscar tú otro, pero debe obedecer igualmente a las leyes de creación (número/consonante) que te he propuesto (o a aquellas que tú mismo diseñes).

TERCER EJERCICIO

Usando el sistema de las asociaciones inverosímiles memoriza de forma ordenada los siguientes nueve objetos:

1 **zapato**
2 **teléfono**
3 **radio**
4 **periódico**
5 **farola**
6 **caramelo**
7 **libro**
8 **cama**
9 **coche**

Por ejemplo, aquel de vosotros que haya usado la palabra «tea» para la primera casilla, deberá asociar «tea» con «zapato» de manera inverosímil:

> Imaginemos un hombre descalzo que va andando con dos *teas* (antorchas) encendidas en sus pies como si fuesen *zapatos*. Va haciendo muecas con la cara para aguantar el calor.

El que haya usado la palabra «hada» para la primera casilla, deberá asociar «hada» con «zapato» de manera inverosímil. Por ejemplo, de este modo:

> Imaginemos un *hada* que, en vez de su varita mágica, lleva un enorme *zapato* en su mano con el que va dando zapatazos, haciendo desaparecer así, «mágicamente», todo aquello que golpea.

De igual manera deberás asociar «Noé» (o la palabra que represente tu segunda casilla) con teléfono.

Recuerda que se trata de hacer una asociación inverosímil. Tienes que ver algo que te llame poderosamente la atención: que te haga reír, sentir, que te impresione de verdad, etc.

Sigue memorizando así el resto del ejercicio y, cuando hayas terminado de asociar las nueve palabras, cada una en su casilla, vuelve aquí otra vez.

* * *

¿Qué? ¿Ya has terminado? ¿Se dio bien?

Intenta recordar ahora toda la prueba de forma salteada. Observa que el orden que sigas es lo de menos, pues siempre que uses el casillero mental, toda la información contenida en él estará de por sí ordenada y, por tanto, te resultará imposible perderte.

Por ejemplo, contéstame:

¿Qué palabra hay en el puesto 7?
¿Y en el puesto 2?
¿Y en el puesto 4?
¿Qué puesto o casilla ocupa la palabra «farola»?
¿Y la palabra caramelo?
¿Y la palabra radio?

Si tienes algún fallo, es porque no has hecho la asociación inverosímil de forma correcta, o bien porque no la has visto en tu mente con la suficiente nitidez.

CUARTO EJERCICIO

En esta ocasión memorizaremos nueve verbos:

1: comer, 2: saltar, 3: reír, 4: dibujar, 5: correr, 6: dormir, 7: trabajar, 8: pelear y **9: nadar.**

Para realizar correctamente este ejercicio deberás ver a cada objeto del casillero, que representa a cada una de sus casillas, realizando la acción del verbo que por su número le corresponda, o bien viendo otra acción similar que te sugiera aquella que has de memorizar.

No olvides visualizar también otros objetos que puedan ayudarte a reforzar la escena en tu mente.

Por ejemplo, en el puesto 6 tenemos «dormir». Suponiendo que tu palabra clave para la casilla 6 sea «oso», podrías imaginar algo así como:

Un enorme *oso durmiendo* en una pequeña cama, con su zarpa apoyada en la almohada, roncando o soplando, y cada vez que se da la vuelta la cama cruje por todos los sitios.

Intenta «ver» y «oír» esta asociación inverosímil con todo el detalle y realismo de que seas capaz.

Si tuvieses algún fallo sería porque no has hecho la asociación inverosímil de forma correcta, o bien porque no la has visto en tu mente con la suficiente nitidez.

QUINTO EJERCICIO

A continuación vamos a memorizar ordenadamente, ayudándonos de nuestro casillero, nueve palabras que no pueden visualizarse:

ternura, pena, maravilloso, estricto, amistad, frío, gracia, azul y **apetito.**

En este caso deberemos sustituir estas palabras por objetos o por acciones que nos las recuerden o nos las sugieran, y que sí podremos visualizar. Por ejemplo:

— *Ternura* se puede sustituir por ternera, y de este modo asociaremos «tea-ternera», o el objeto que represente tu casilla número 1 con ternera.

— En *pena* podemos ver el verbo llorar, o bien un trozo de pan (se parecen las palabras «pena» y «pan»).

— En *maravilloso* algo que nos sugiera ser así.

— En *estricto* podemos imaginar una sesión de *striptease* a cargo de una oca, de un boxeador o de cualquier objeto que represente a nuestra casilla número 4.

— A un amigo conocido nuestro en *amistad.*

— Un cubito de hielo o un helado en *frío.*

— Un payaso en *gracia.*

— El mar en *azul.*

— Un bocadillo o una persona muy gorda en *apetito.*

Tras hacer las nueve asociaciones podremos recordar, en cada casilla, el objeto o la acción que sustituye a cada una de las palabras no visualizables del ejercicio propuesto, y no deberíamos tener ningún problema en hallar seguidamente las palabras originales, para resolver así el ejercicio correctamente.

Si tienes algún fallo, recuerda que es porque no has hecho la asociación inverosímil correctamente, o bien porque no la has visto en tu mente con la suficiente nitidez.

A continuación vamos a proceder a *ampliar nuestro casillero* con otras 10 nuevas casillas:

11 **Teta, dado, tata** (abuela).

12 **Tuna, duna, tina** (bañera).

13 **Dama, timo, átomo** (simulados, como los que hay en los laboratorios, hechos de bolas y de alambres).

14 **Taco** (aquí yo visualizo un taco de madera de una mesa de billar), **ataque.**

15 **Tela, tala** (de árboles).

16 **Taza, tos.**

17 **Tufo** (puedes visualizar alguna cosa que te lo sugiera), **Taifa** (se llama así a una banda de ladrones).

18 **Teja, toga, daga.**

19 **Tapa, tubo tuba** (un instrumento musical).

20 **Noria, honra.**

SEXTO EJERCICIO

Haremos seguidamente otro ejercicio práctico que, en esta ocasión, nos servirá para memorizar unos datos puros concernientes a los números atómicos de 10 elementos químicos. Para ello usaremos nuestro casillero mental.

Elemento/N.º atómico

— **Carbono** 6
— **Nitrógeno** 7
— **Sodio** 11
— **Flúor** 9
— **Aluminio** 13
— **Fósforo** 15
— **Magnesio** 12
— **Azufre** 16
— **Berilio** 4
— **Litio** 3

Al memorizar este ejercicio por medio de nuestro casillero mental observa que, como la mitad de cada asociación (en este caso el número atómico) es una cifra que corresponderá a una de las casillas de nuestro casillero, siempre tendremos una buena imagen visual de esa parte de la asociación. Así, veremos un oso (casilla 6) si el número atómico fuese un 6, un ufo si fuese un 7, etc.

La otra mitad de la asociación está representada, en este caso, por *elementos químicos*. Algunos de ellos se pueden visualizar fácilmente, como sería el caso del aluminio (envoltura de papel de color plata de los bocadillos. Podríamos visualizar incluso el bocadillo en sí). También sucede lo mismo con el fósforo (una cerilla). En cambio, otros elementos químicos tendremos que verlos de forma indirecta, mediante algún objeto que nos los sugiera. Así, en el caso del flúor podríamos ver en su lugar un tubo de pasta dental (por su alto contenido en este mineral), o bien el propio cepillo de los dientes. También nos serviría visualizar la propia acción de lavarnos los dientes.

Los restantes elementos químicos que no podamos visualizar, como el litio, habrá que sustituirlos por objetos que contengan letras parecidas ortográficamente, o bien que nos los sugieran o que nos den pie a recordarlos de algún modo.

¡Fíjate bien! La palabra «litio» tendremos que sustituirla por la de un objeto (siempre buscaremos objetos, ya que estos son más fáciles de visualizar) cuyas palabras se parezcan, como «sitio», o bien por un objeto cuya palabra empiece por las mismas letras que «litio», y que nos dé así «pie» a recordar dicho elemento químico, como podría ser la palabra «litigio».

Cuando necesitemos buscar una palabra que sustituya a otra que sea difícil de visualizar, siempre será preferible escogerla por el hecho de que nos dé «pie» a recordarla, debido a que sus letras iniciales sean comunes, que por el hecho de que solamente se parezcan o rimen entre sí.

Por ejemplo, supongamos que queremos recordar el nombre del actor Marlon Brando, pero no podemos hacerlo porque lo tenemos en la «punta de la lengua». Será más fácil para nosotros recordarlo si otra persona nos da pie a ello, diciéndonos (o soplándonos) las mismas letras por las que empieza el nombre de dicho actor.

De este modo, si nos dijesen: «Empieza por Mar...», enseguida responderíamos: «¡Marlon Brando!». En cambio, nos sería bastante más difícil poder recordarlo si simplemente nos dijesen: «Su nombre se parece a melón».

Por ello, y siempre que nos sea posible, elegiremos una palabra sustituta que nos dé pie a recordar a la que nos interesa, guiándonos por las letras iniciales que ambas tengan en común.

En este ejercicio en cuestión, y según la norma anterior, es preferible usar la palabra «litigio», siendo esta además muy fácil de visualizar (un pleito en un juzgado). La asociaremos de forma inverosímil con «humo», pues esta es la casilla que nos está mostrando el número atómico del litio, el 3, como seguro que sabes hacer ya sin ninguna dificultad.

Ahora ponte ya manos a la obra con este ejercicio.

Recuerda que el solo hecho de trabajar así, de asociar de forma inverosímil unas palabras con otras, es un magnífico entrenamiento para tu mente.

CASILLERO MENTAL AL COMPLETO

A continuación te reproduzco en su totalidad, con las aclaraciones precisas, el resto del casillero mental básico que debes dominar a la perfección.

La casilla «0», que es **ARO**, normalmente no la vamos a usar. La dejaremos en reserva como una casilla de apoyo.

Deben quedarte perfectamente claras cada una de tus casillas. Elige una opción, y solo una, de entre las propuestas, o bien, y como ya te dije anteriormente, también puedes inventártela tú según las normas que hemos establecido o según las que tú establezcas definitivamente.

Recuerda que es mucho mejor elegir objetos que puedan visualizarse perfectamente o que te sugieran algo claro y nítido. Evita elegir objetos similares para casillas distintas que, por su parentesco, puedan dar lugar a confusión. Por ejemplo, «copa» y «vaso» se parecen demasiado como para usar ambas en las casillas 49 y 96, respectivamente.

Para tu mayor comodidad te expongo seguidamente **todo el casillero mental**, las cien casillas, con algunas de sus posibles alternativas para elegir:

1 Té, tea, hada.

2 Ñu, Noé, huno, heno.

3 Humo, moho, ama.

4 Oca, K. O.

5 Ola, ala, hilo.

6 Oso, asa, hueso.

7 Ufo, feo.

8 Hacha, hucha, ajo.

9 Ave, búho, vaho.

10 Toro, atar, T.I.R.

11 Teta, dado, tata.

12 Tuna, duna, tina.

13 Dama, timo.

14 Taco, ataque.

15 Tela, tala.

16 Taza, tos.

17 Tufo, Taifa.

18 Teja, toga, daga.

19 Tapa, tubo tuba.

20 Noria, honra.

21 Nido, nata, nota.

22 Niño, nana.

23 Nemo (el capitán de la ciudad sumergida), **ánima, nomo.**

24 Anca (visualizar una rana), **nuca.**

25 Nilo (lo veo entre las pirámides), **nulo.**

26 Anís (puedes visualizarlo como un licor o como anisetes de colores en una botellita de plástico transparente), **Niza.**

27 Nife (se llama así al centro de la Tierra por su alto contenido en níquel y en hierro. Visualizad la lava de un volcán).

28 Nicho, ancho.

29 Nube, nabo.

30 Mar, MIR (estación espacial).

31 Moto, mata, meta.

32 Mono (visualizad a King-Kong), mina.

33 Momia, memo, mamá (no «mama» si ya tienes «teta» en la casilla 11).

34 Hamaca, moco (quizá te sugiera un caracol o un resfriado nasal).

35 Mula, miel.

36 Mesa, mazo.

37 Mafia (ved al típico gánster con su traje de rayas y con el clavel en la solapa).

38 Mecha (podemos ver una bomba negra con su mecha), macho (cabrío).

39 Mopa, mapa, ameba (es un bichito de tamaño microscópico; vedla como un monstruo gigante y gelatinoso).

40 Coro, car (carrera de minicars).

41 Cohete, cata (de vino), coto.

42 Cuna, cuña, cono.

43 Cama.

44 Coco, coque (carbón).

45 Cola, culo, celo (cinta adhesiva).

46 Casa, queso.

47 Café, cofia.

48 Coche, caja.

49 Cubo, cepo, capa, copa.

50 Loro, lira.

51 Lata, lote, luto.

52 León, Luna, lana, lino.

53 Lima, loma, alma.

54 Loco, laca.

55 Lulú (ved un perrito blanco), lila, lelo, Lola (¿conocéis a alguna?).

56 Lazo, losa, liso.

57 Alfa (ved a esta letra devorándolo todo, como si fuese una voraz piraña).

58 Lucha (libre, de judo, etc.), lago.

59 Lobo, lapa.

60 Sor (monja).

61 Seta, sota, asta.

62 Sena (vedlo pasando bajo la torre Eiffel; o ved solamente a esta).

63 Sima (gruta con estalagmitas y estalactitas), asma.

64 Saco (de patatas, de cemento...).

65 Sol, sal.

66 Seso (cerebro), sosa (cáustica).

67 Sofá.

68 Sacho (rastrillo), soja.

69 Sepia, sebo (también nos vale «sapo» si no tenemos «anca» en la 24).

70 Faro (de mar, no de coche), foro, furia.

71 Foto (lo mejor es ver una máquina de hacer fotos), feto.

72 Faena (cualquier faena del hogar que prefieras).

73 Fama (puedes pensar en alguien famoso que te guste).

74 Foca.

75 Falo, fila, filo (por ejemplo un cuchillo o navaja muy afilados).

76 Foso (¡con cocodrilos!), fosa.

77 Fofó (el famoso payaso), fofo (algo blandito).

78 Ficha, faja.

79 Efebo (puedes ver a un ángel querubín tocando la lira), fobia.

80 Hachero (un indio arquero con flechas, si tienes «hacha» en la 8).

81 Chita (la mona de Tarzán. Por eso la 32 es King-Kong. Diferenciemos), chato.

82 China (la famosa Muralla), chino.

83 Chama (ver un mercadillo).

84	**Chico, chica** (¿qué te es más sugerente?), **jaca.**
85	**Chal, chulo, jaleo.**
86	**Chas** (ver un látigo), **chis** (silencio).
87	**Chufa** (horchata), **jefe.**
88	**Chucho** (particularmente veo a mi perrita Kamy).
89	**Chivo, chapa, chip.**
90	**Bar, vara.**
91	**Bota** (de vestir), **bata.**
92	**Vino** (una bota de vino o una garrafa de lo mismo), **viña, pana.**
93	**BUM** (una explosión).
94	**Vaca.**
95	**Vela, bola.**
96	**Vaso.**
97	**Bofia** (la policía en el argot de la mafia).
98	**Bache, bajo, vago.**
99	**Bebé, papá, pavo.**
100	**Torero, tarro.**

AMPLIACIÓN DEL CASILLERO MENTAL

Podría sucedernos en el futuro que nuestro casillero mental se nos pudiese quedar algo pequeño. Por ejemplo, si queremos memorizar los 169 artículos de la Constitución española, veremos que nos faltan 69 casillas para los artículos cuyo número sea mayor de 100.

Sin embargo, podremos ampliarlo fácilmente según lo vayamos necesitando. Para ello, vamos a conocer dos maneras posibles de hacerlo:

1.ª Del mismo modo que hemos visto hasta ahora; con arreglo a las normas que hemos fijado respecto a la construcción de nuestro casillero mental de 100 casillas.

Por ejemplo, para la casilla 101 necesitamos:

$$T \qquad T$$
$$R$$
$$D \qquad D$$

Podemos observar que la palabra «tarta» se ajusta al modelo anterior y, por tanto, nos es válida para esa casilla. También nos valdría «dardo».

Para la casilla 102 podríamos tener «trueno». «Tarima» para la número 103, y así sucesivamente.

Como este sistema de ampliación requiere más trabajo y dedicación de tiempo (por contra, también será el más directo y eficaz), te recomiendo que, si te decides finalmente a usarlo, vayas ampliando tu casillero básico de 100 casillas solamente a medida que necesites hacerlo.

2.ª Mediante situaciones comodines, las cuales nos permitirán multiplicarlo (más que ampliarlo), es decir, cada situación comodín nos dará 100 nuevas casillas.

Con este sistema, el casillero tomará rápidamente una enorme dimensión, aunque todo se paga, lógicamente. En este caso, cualquier asociación inverosímil que hagamos será triple, ya que, por un lado, tendremos la casilla básica (del 1 al 100), por otro, aquello que vayamos a introducir en dicha casilla y, finalmente, la situación comodín, la cual nos indicará en qué centena nos encontramos.

Por ejemplo, supongamos que queremos memorizar el artículo *149* de la Constitución española. Vamos a suponer también que tu casilla *49 es cubo,* y que tu primera situación comodín (el escenario o lugar donde se desarrollan las asociaciones inverosímiles) sea una *piscina olímpica.*

El mencionado artículo trata sobre:

«Las competencias exclusivas del Estado»

Para memorizar un artículo, lo primero que tenemos que hacer es leerlo y comprenderlo, para lo cual hay que intentar razonarlo.

Observa que no es difícil deducir que el desarrollo de este artículo hará referencia a aquellas materias que solamente dependan del Estado, no de sus comunidades autónomas ni de sus municipios, es decir, hace referencia exclusivamente al Gobierno de la nación. Una vez lo hemos leído y comprobamos que, efectivamente, trata acerca de lo que acabo de exponer, gracias a nuestro razonamiento no tendremos ningún problema en conocer de qué trata su idea general.

Quizá tengamos que leerlo un par de veces y hacer alguna asociación inverosímil en él si este se descompusiese en puntos o en partes distintas, en cuyo caso formaríamos una pequeña cadena (como ya sabes hacer) para memorizarlas. Lo mismo haríamos con cualquier otro dato puro que tuviese. Una vez finalizado lo anterior, nuestra única dificultad, y lo que es realmente dificilísimo (por no decir casi imposible) para cualquier estudiante, estribaría en memorizar, y luego recordar, que es precisamente el artículo 149 el que trata de dichas competencias, y no es, por ejemplo, el artículo 125.

Para ello, tendremos que realizar una asociación triple, enlazando los siguientes factores:

— **«Cubo»**, que nos indicaría que se trata del artículo número 49, o bien, que acaba en 49 si perteneciese a alguna centena superior, como la 149.

— **«Competencias exclusivas del Estado»**. En este caso tendríamos que visualizar algo que nos sugiera esa frase. Yo visualizo al presidente del Gobierno de mi país, el cual quiere poseer algo para sí, y solamente para él.

— **«Piscina olímpica»**, donde se desarrollará la acción inverosímil propiamente dicha.

Finalmente, solo nos restaría unir todo lo anterior de manera extraordinaria, y ¡pasar un buen rato! Podríamos visualizar, por ejemplo, la siguiente escena:

> Visualizo al mencionado *presidente* con un *cubo* en la mano, empeñado en vaciar con él una enorme *piscina olímpica* repleta de agua. Cada vez que alguien se le acerca, él abraza y protege su cubo en actitud posesiva, pues no quiere que nadie le ayude o se lo quite. Quiere vaciar la piscina *exclusivamente* él solo.

También podrías visualizarlo en unión de sus ministros más importantes (su gabinete de Estado), portando un cubo cada uno y vaciando la piscina entre todos ellos.

Como puedes ver, no solo no es difícil estudiar así, sino que además es agradable y de una eficacia terrible. Cuando pienses en el artículo 149, te vendrá a la cabeza un cubo y una piscina olímpica. Enseguida verás que ese cubo sirve para vaciarla, y ¿quién mejor para ello que tu presidente (o su gabinete de ministros)?, el cual estará al pie del cañón, trabajando en actitud posesiva.

De igual modo, si te preguntasen en un examen acerca de las «competencias exclusivas del Estado», verías al presidente en su actitud anterior. Observa que, en este segundo caso, sería un poquito más difícil encontrar el número del artículo, y eso es porque partimos del desarrollo de la acción inverosímil, no del casillero. En este caso, dicho desarrollo sería el foco de salida de la asociación, y el número del artículo (la casilla), el de llegada.

¿Recuerdas la teoría que explicábamos sobre los focos de los datos puros? Cuando se use el casillero mental, el orden de la asociación te hará más sencillo recordarla si primero visualizas la casilla en sí (foco de salida) y en último lugar el objeto que situemos en ella (foco de llegada). Por este motivo, te será más fácil acordarte de la asociación completa si te piden que desarrolles el número de un artículo, pues yendo inmediatamente al casillero, pensarás enseguida, y en este ejemplo en concreto, en el cubo y en la piscina.

En cualquier caso, ante la anterior pregunta de examen acerca de las «competencias exclusivas del Estado», resultará muy «molón» si empiezas diciendo:

«Contenidas en el artículo 149 de la Constitución...»

Otras situaciones comodines

De igual modo, podrás crear todas aquellas situaciones comodines que desees, aunque mi consejo es que lo vayas haciendo a medida que las vayas necesitando, pero una vez que las crees y te funcionen correctamente ya no deberías cambiarlas. En cualquier caso, lo preferente ahora es que domines tu casillero básico de 100 casillas lo más nítidamente posible.

— Para las casillas 101-200 (inclusives), *una piscina olímpica.*
— Para las casillas 201-300 (inclusives), *en el espacio exterior.*
— Para las casillas 301-400 (inclusives), *ardiendo en el infierno.*
— Para las casillas 401-500 (inclusives), *en tu casa.*
— Para las casillas 501-600 (inclusives), *en un planeta muy denso.*
— Para las casillas 601-700 (inclusives), *en el desierto.*
— Para las casillas 701-800 (inclusives), *en el Polo Norte.*
— Etcétera.

Puedes ver estas situaciones o las que tú desees. Como verás, el único límite es la imaginación.

Hay otros tipos de casilleros: los *multiplicativos,* los cuales te exigirían tener uno básico de al menos 200 casillas, y se trata de ir multiplicando ambas centenas para obtener un casillero final de 10.000 casillas. No los vamos a ver en este curso, porque requieren más preparación por parte del alumno, y prefiero que tu dedicación se base, de momento, en el dominio de todas las técnicas que ya contiene.

Solo a título de curiosidad:

Fíjate que, si combinas un casillero multiplicativo de 10.000 casillas con otro de 10 situaciones comodines, tendrás como resultado final un macrocasillero de ¡100.000 casillas!, como para asustar a cualquiera. Eso sí, todas sus asociaciones serán ¡cuádruples!

También, a título de curiosidad, te diré que personalmente manejo varias docenas de casilleros mentales de todos los tipos: básicos, multiplicativos, auxiliares, arbolados, etc. En el mayor de ellos tengo la friolera cifra de 1.000.000 de casillas, pero nunca lo he llenado (ni mucho menos). No obstante, lo tengo ¡por si acaso!

OBSERVACIONES Y NOTAS

....
....
....
....
....
....
....
....
....
....
....
....
....
....
....
....
....
....
....
....
....
....
....
....
....
....

3

Lectura fotográfica (Ultrarrápida)

¿POR QUÉ ES IMPORTANTE APRENDER A LEER CORRECTAMENTE?

*E*N *primer lugar,* una buena técnica de lectura será, sin duda alguna, una **inversión de tiempo** por partida doble, es decir, nos permitirá desarrollar una velocidad de lectura muy superior a la acostumbrada (3 ó 4 veces mayor por lo menos) y también nos posibilitará el hecho de que seamos capaces de memorizar la información que vamos leyendo más fácilmente, disminuyendo el número de repasos de manera considerable.

En segundo lugar, y todo hay que decirlo, con un poquito de entrenamiento **conseguiremos memorizar casi al mismo tiempo que leemos**, pues desarrollaremos nuestra capacidad para crear «vídeo mental», es decir, leeremos la información con tal velocidad y precisión que nos parecerá que estamos viendo una película en el cine, y ¿verdad que se nos quedaría mucho mejor dicha información si la viésemos en forma de película que leyéndola en un libro?

Ganaremos en **entusiasmo** y en **concentración**, pues nos animará el ver cómo vamos avanzando rápidamente y con seguridad por el texto que estamos leyendo, al tiempo que disfrutamos con nuestra sensación de vídeo mental.

Por otra parte, el lector rápido capta más fácilmente el resultado final de la información, **entendiendo mucho mejor** lo que está leyendo.

Los **DEFECTOS** más importantes que nos encontramos con prácticamente cualquier persona a la hora de leer son:

a) *Seguir linealmente las palabras sin hacer pausas para verlas un instante.* Con ello sucede que no se puede captar bien la información de lo que se lee, pues si un objeto está estático, como en este caso sucede con los renglones, también el ojo debe estarlo para poder percibirlo con nitidez. ¿Verdad que no podemos fotografiar adecuadamente con una cámara de fotos un objeto estático si nos estamos moviendo nosotros?

Con nuestra técnica de lectura fotográfica sucede igual. Tenemos que ver un conjunto de palabras a la vez y «fotografiarlas» parando un instante sobre ellas. No debemos conformarnos con pasar la vista por encima sin detenernos, es decir, de la forma como se lee habitualmente, pues en este caso obtendríamos una imagen movida, difusa y desenfocada de las palabras, no pudiendo verlas adecuadamente.

b) *Leer a baja velocidad.* La velocidad media de lectura es de 200 palabras/minuto aproximadamente, lo cual nos hace:

— Perder tiempo.
— Perder concentración.
— Dificulta la retención, ya que los datos van muy espaciados entre sí.

Por otro lado, hay muchos estudiantes que, con su leer errático (continuamente están volviendo hacia atrás, sobre cosas ya leídas), obtienen finalmente un ritmo inferior incluso a las 100 palabras/minuto.

Para aplicar correctamente nuestra técnica de lectura, los ojos deben avanzar mediante una **serie de saltos** muy rápidos, haciendo paradas reales en cada uno de los grupos de palabras (de un mismo renglón) que vamos a fotografiar, las cuales deben oscilar entre 0,25 y 0,75 segundos.

Las pausas o paradas, es decir, las fotografías, deben hacerse sobre grupos que comprendan **entre 4 y 6 palabras**. De hecho, cuando leemos una frase no nos interesa el significado individual de cada una de sus palabras, sino el significado de todo el conjunto de dicha frase a la vez.

Por ejemplo, si yo digo:

«*El canario salta y canta en su jaula*»

Esta expresión nos informa de una escena cuya acción podemos ver en su globalidad, y que vista así nos ayudará a su retención, pues lo que nos interesa es el significado que tiene la frase completa, en su conjunto, y no el de cada palabra por separado: «El... canario... salta... y... canta... en... su... jaula...»???

El lector más lento tiene que ir sumando sucesivamente (lo hace de manera inconsciente) el significado de cada palabra al de la siguiente, hasta encontrar un sentido a lo que va leyendo, con la correspondiente merma en su rapidez de lectura y en su concentración. También sentirá un cansancio prematuro, causado por realizar seis veces más fijaciones con la vista sobre el texto, así como por ese esfuerzo inconsciente que hace, y al que antes aludía, al tener que retener las palabras aisladas en su memoria hasta que va uniéndolas y formando con ellas un significado, lo cual le producirá además cierta tensión mental.

Si retomamos otra vez la frase anterior: «El canario salta y canta en su jaula», y la leemos palabra a palabra, de izquierda a derecha (como suele leer todo el mundo), observad cómo ciertamente hay que realizar un esfuerzo subconsciente de memorización para poder recordar todas las palabras que vamos leyendo. Fíjate en que si cuando vamos por «salta» ya no nos acordásemos de que nos estamos refiriendo a un «canario», no podríamos retener el significado completo de la frase, y por tanto no sabríamos qué información nos transmite. ¿Cómo podríamos ir memorizando así de una manera eficaz?

Esta es una frase corta y fácil de recordar, pero en frases más largas y en textos más amplios, es evidente que nos podríamos perder (y de hecho es seguro que tarde o temprano nos perderíamos), desconcentrándonos y posiblemente incluso olvidándonos de lo que estamos leyendo. Se lo pondremos así muy fácil a nuestra mente para que se ausente y se marche a otro sitio.

Este pequeño esfuerzo de memorización inconsciente al que antes aludía podría parecerle a algún estudiante que no tiene demasiada importancia, pero cuando estamos leyendo frase tras frase, durante horas y durante días, ese pequeño esfuerzo se transformará en otro mucho mayor, el cual dificultará claramente la memorización de nuestros temas.

Mientras leemos, al menos hasta coger la suficiente experiencia y soltura, deberemos ir **apuntando con un bolígrafo**. El bolígrafo, u otro apoyo visual similar, nos ayudará a fijarnos con precisión en el grupo de palabras que queremos leer o fotografiar, así como a llevar un ritmo más regular y preciso sobre los renglones.

A algún lector quizá le pueda parecer que no es natural ir señalando en el texto con un bolígrafo, pero yo le digo que sí. Desde que empezamos a leer, cuando éramos pequeños, nuestro instinto ya buscaba un apoyo y este era normalmente el dedo. Al igual que se apunta, en un arma de precisión, con sus elementos de puntería, es mucho mejor contar con un apoyo visual al leer (pues así facilitaremos la actividad de los ojos) que mover simplemente la vista en el aire de forma imprecisa y «tratando de encontrar las palabras o los renglones».

Desde luego que esto es algo fundamental si queremos aprender a leer de forma rápida y segura. No es que no se pueda o no se deba leer sin un apoyo visual, sino que sin él nos moveremos más lentos, de forma más imprecisa, y tendremos que hacer un esfuerzo mayor. Aparte, nos costará mucho más tiempo y trabajo adquirir la destreza suficiente en esta técnica, con el desencanto que ello puede suponer para los que se queden a mitad de camino.

Mientras leemos **no debemos intentar hablar**, ni siquiera mover los labios con esa intención, aunque sea mínimamente, pues solo conseguiríamos frenar nuestra velocidad de lectura. Además, nuestra concentración y nuestro pensamiento deben estar en intentar imaginar o visualizar lo que vamos leyendo, como si se tratase de una película. Este es uno de los secretos más importantes.

El texto que estemos leyendo deberá estar **bien colocado horizontalmente** y no torcido (tal y como se coloca cuando se escribe), para facilitar así el rápido movimiento de los ojos. Por otra parte, dejaremos una distancia de al menos 30 centímetros con respecto a nuestros ojos.

Las **VENTAJAS** más importantes con que nos encontraremos a la hora de leer correctamente son las siguientes:

— Esta técnica de lectura nos ayudará a mejorar nuestra sensación de «vídeo mental», que es sin duda una de las mejores armas de las que disponemos para memorizar.
— La ganancia de tiempo con una buena técnica es monumental. Sería como comparar el viajar en un automóvil a

100-200 km/hora (o hablando de velocidad de lectura a su equivalente: 100-200 palabras/minuto) con desplazarnos en un avión supersónico a más de 1000 km/hora (que sería el equivalente a leer a más de 1000 palabras/minuto).

Leer tan deprisa es posible porque la velocidad mental que tenemos para ir reteniendo los datos de cualquier información que percibimos es en sí muy superior a la velocidad de lectura propiamente dicha. Podemos leer a 1.000 palabras/minuto, pero podemos captar, viendo una película en el cine, una información equivalente a unas 60.000 palabras/minuto, tal y como he demostrado muchas veces, y encima con mucha mayor nitidez aún.

Por ser nuestra velocidad de lectura muy inferior a la que tiene nuestra mente para registrar datos, leer lento nos supondrá una clara ralentización del proceso de memorización. Por todo ello, la velocidad de lectura debe ser mejorada al máximo en la medida de lo posible.

Pero ¿es cierto que nuestra mente puede recibir una información equivalente a 60.000 palabras/minuto y a la vez enterarse de algo?

Por supuesto que sí. Permíteme que intente demostrártelo a continuación.

Por ejemplo:

Si en una película vemos que van a asesinar por detrás, con un gran cuchillo, a un hombre vestido con un traje negro que está apoyado en la barandilla de un barco, una noche de luna llena...

Nuestra absorción mental es tan rápida que nos hacemos cargo de toda esa información en menos de un segundo, con total nitidez y con multitud de detalles: el reflejo del cuchillo, el silencio ambiental, las luces y las sombras, las estaturas aproximadas y otros rasgos físicos de los personajes, la velocidad de los movimientos, músicas o ruidos de fondo, etc., y para describir todo lo que hemos podido visualizar en ese segundo emplearíamos alrededor de unas mil palabras.

Vamos tan sobrados en este proceso que hasta incluso podremos adelantarnos con toda facilidad a los posibles acontecimientos de la siguiente escena:

«¿Será finalmente asesinado este hombre?», o sentir y pensar algo así como: «Muévete, hombre, que te van a matar» (suponiendo que el personaje nos caiga bien, claro).

En una escena de vídeo captamos, por tanto, una información equivalente a unas 60.000-80.000 palabras por minuto, es decir, este número de palabras es en definitiva la cantidad de ellas que tendríamos que expresar para describir perfectamente una escena de un minuto de duración y, en teoría, esta sería la máxima velocidad a la que podríamos leer, algo que en la práctica se nos queda muy por encima de la realidad.

Con estas velocidades cósmicas de captación de datos a través del vídeo mental que todos poseemos, y cuya máxima expresión viene dada cuando vemos escenas de una película (además, podemos incluso sufrir, sentir miedo, emoción, etc.), toda la información que captamos en un solo segundo de dicha película cubriría, si se tratase de escritura, aproximadamente la página entera de un libro.

Compárese lo poco que tardamos en ver una película (unas 2 horas) y lo bien que se nos queda la información que nos transmite, con lo que tardaríamos en leerla en un libro, y eso que en los libros siempre habrá mucha menos información que en la película de cine, además no hay músicas ni nada por el estilo, por no hablar del interés, de la concentración y de otras motivaciones que siempre serán muy superiores en la visualización de la película de cine.

Se ralentiza tanto el proceso de asimilación de datos al leerlos en un texto que luego le costará mucho trabajo a nuestra mente subconsciente el poder entrelazarlos entre sí para entender y digerir toda la información que nos transmite cada página escrita.

Por ello insisto en que leer rápido y bien será muy parecido a ver una película en el cine, con todas las ventajas que ello conlleva. La mente entrenada de un lector rápido tiene tal rapidez en el proceso de datos que creará por fuerza una serie de imágenes, o cuando menos de sensaciones, como único modo de poder digerir tanta información por unidad de tiempo, pues no podría hacerlo de otra forma, esto es, sin imágenes. Esta sensación es fantástica y la denomino «**Vídeo mental**».

Pero ahora te pondré las pegas, discúlpame. Para que un ávido lector pueda crear en su mente ese vídeo mental necesitará dos cosas:

a) La rapidez de lectura necesaria (al menos de 800 ó 900 pala-bras/minuto) para que reciba una información que conten-ga la suficiente cantidad de datos. De esta manera, la mente subconsciente se verá obligada a crear imágenes para poder procesar tal cantidad de información.

b) Una mente entrenada y desperezada, para que pueda asimi-lar la rápida entrada de tanta información y crear así esas imágenes, flashes o sensaciones (dependiendo del tipo de texto que sea el que se está leyendo).

En mis cursos presenciales, y tras un entrenamiento intensivo de unos 90 minutos, consigo que la mayoría de mis alumnos tripliquen o cuadrupliquen su velocidad de lectura, la cual se estabiliza, trans-currido ese tiempo, en torno a unas 700-800 palabras/minuto, lo cual no está nada mal para empezar, ¿verdad?

También trabajo con ellos para «desperezar» su mente y que esta se abra en pocos minutos para recibir y asimilar tal cantidad de infor-mación, pues en caso contrario leerían sin enterarse absolutamente de nada. Alguno de ellos llega realmente a «alucinar en colores» cuando de repente es capaz de ver, sentir y oír, de manera inconsciente y auto-mática, la información de los textos que les doy para que lean. Por desgracia para el afortunado alumno, esa excitación lo desconcentra y de repente pierde las imágenes que tanta ilusión le hacían. Después lee obcecado en recuperar esa videosensación, pero si la quieres conse-guir a lo bruto no puedes hacerlo. Solo vuelve cuando te relajas y recu-peras tu técnica. Estimo que, con una velocidad de match 1 (unas 1.200 palabras/minuto) y con un poquito de práctica, no debe haber ninguna dificultad en conseguir esa sensación de vídeo mental, la cual, y dicho sea de paso, también se puede entrenar por otros medios.

Vamos a empezar a continuación con las primeras prácticas, que seguro que es algo que ya estás deseando hacer. Algunos ejercicios más complejos no estarán reflejados en este curso. Quizá escriba un segundo libro más adelante, complementario de este, donde profun-dicemos más en todas las técnicas de lectura fotográfica, de vídeo mental y de memorización en general, pero esto será cuando los en-tusiastas de estos temas tengan ya una mayor preparación y expe-riencia gracias a este curso.

PRIMER EJERCICIO

Seguidamente vas a leer las dos simpáticas historias que están dispuestas verticalmente y en estrechos renglones. Tendrás que usar un poquito tu visión periférica lateral (el rabillo del ojo) para poder ver cada renglón entero, los cuales contienen solamente unas tres palabras de media. Se trata de verlos de un solo golpe, es decir, tienes que ver a la vez el principio y el final de cada uno de ellos.

¡ATENCIÓN!

— No leas de izquierda a derecha, sino todo el renglón a la vez, como si le hicieses una fotografía, y así, a base de saltos, vas evolucionando hacia abajo hasta acabar con todo el texto.

— Haz los saltos velozmente y realiza una breve parada de tiempo, un instante, en el renglón que estés leyendo (fotografiando) en ese momento.

— Emplea un apoyo visual. Puedes usar un bolígrafo o un lápiz, y vete marcando con él cada renglón que leas, para que tus ojos puedan dirigirse ahí con rapidez y precisión.

— Debes llevar un ritmo aproximado de lectura de dos renglones por segundo. No te asustes, pues verás que es un ritmo realmente sencillo de llevar.

— Lee primero el texto «A» varias veces seguidas, hasta que puedas ir «viendo» en tu mente lo que vas leyendo. Esta sensación se llama «vídeo mental» y, aparte de tener un efecto muy agradable, produce que el texto se nos quede memorizado antes y mejor. También te ayudará a que estés más concentrado.

— Léelo cada vez más rápido. Cuando lo domines y puedas «ver» en tu mente lo que vas leyendo, al mismo tiempo haz lo mismo con el texto «B».

Puedes empezar cuando estés preparado.

TEXTO A	TEXTO B
Un día muy soleado del mes de agosto había en un parque de juegos un niño que se mecía en un columpio. Un hombre muy bien vestido, que también pasaba por allí, se detuvo a mirarlo. De pronto dejó su maletín bajo un árbol, se aflojó el nudo de la corbata y ocupó otro columpio, mientras intercambiaba alegres miradas con el niño. En medio de un día agitado, aquel hombre había encontrado un pequeño oasis de diversión infantil.	Conducidos por su guía, los siete viajeros, caminaban por la playa, de blanca arena, de la isla más meridional del archipiélago de las Galápagos. Buscaban encontrar los nidos donde las tortugas verdes del Pacífico ponen sus huevos y los dejan incubándose. Estas tortuguitas emergen de esos nidos en abril y mayo de cada año, emprendiendo una carrera frenética, de vida o muerte, para alcanzar el mar antes de que las aves rapaces las conviertan en bocadillos.

SEGUNDO EJERCICIO

¡Fíjate bien! La velocidad de lectura media de un estudiante universitario es de 200-250 palabras por minuto, pero de aquí hay que descontar el tiempo que este realmente pierde en volver con frecuencia hacia atrás para releer lo ya leído. Al final, su velocidad media de lectura puede rondar aproximadamente las 150 palabras/minuto, o incluso menos.

Ahora debes CRONOMETRARTE tú. Fíjate cuidadosamente en las siguientes consideraciones:

— Estos textos anteriores tienen unas 80 palabras cada uno repartidas en 31 renglones. Si lees un texto en 10 segundos, estarás trabajando la lectura fotográfica a una velocidad de ocho palabras por segundo, lo cual no está nada mal para empezar y equivale a la ya alentadora cifra de ¡480! palabras por minuto.

— De entrada, este debe ser tu primer objetivo. Empieza con el «texto A». Tienes que ir marcando cada renglón con un bolígrafo y asegurándote de que con este no vas haciendo saltos en altura ni describiendo amplias curvas, sino que lo desplazas saltando horizontalmente y cerca del texto, con suavidad pero a la vez rápidamente.

— Intenta ir subiendo la velocidad poco a poco hasta que puedas conseguir tu segundo objetivo, que será el de leer el «texto A» en ocho segundos, lo cual te dará una velocidad de 10 palabras por segundo, o lo que es lo mismo, de nada menos que ¡¡600!! palabras por minuto, lo cual ya no se parece en nada a viajar en un coche, ¿verdad?

— Luego deberás hacer lo mismo con el «texto B».

Quizá pienses que estos textos son muy sencillos, pero precisamente se trata de eso. En primer lugar hay que empezar con textos fáciles, que contengan pocos datos puros y que puedan «verse» mentalmente sin demasiada dificultad, para que las mentes más perezosillas (por haber trabajado siempre al ralentí) empiecen a afinarse de manera adecuada.

Recuerda que ya hemos estudiado las tres formas posibles de memorización y, según lo que hemos visto hasta el momento, podemos deducir que, como estos textos apenas se pueden razonar, y además tampoco contienen datos puros (o apenas los hay), la única forma de memorización factible será en este caso la de la repetición, es decir, si los leemos un par de veces es seguro que podremos hablar de ellos con mucha precisión. Por lógica, este sistema será también el más agradable de emplear en este caso.

No te olvides de que tienes que intentar «SENTIR» y «VER» mentalmente lo que vas leyendo. Sería algo así como forzar la aparición del vídeo mental, que, por cierto, no es lo mismo que leer el texto y después intentar repasarlo mentalmente viendo sus imágenes (algo que, por otra parte, tampoco está nada mal y es también un buen ejercicio). La sensación de vídeo mental corre paralela a la información que vas leyendo, sucede a la vez, como ver la susodicha película en el cine.

Si ya estás preparado, *coge un cronómetro* y a leer los textos.

¿Qué digo a leer?, ¡A «volar» por ellos!

TERCER EJERCICIO

Vamos a encadenar lo que ya sabemos para leer renglones de verdad, aunque es probable que a estas alturas ya hayas practicado con algún libro de fácil lectura.

Insistiremos otra vez en los textos que leíste anteriormente, los cuales verás en la página 69 escritos en negrita. El motivo de ello es muy sencillo: es porque deseo que esta práctica también te sirva para que compruebes que la mejor manera de memorizar los datos secuenciales es la repetición.

Observa que:

Cada texto que vas a leer está compuesto por siete renglones de unas 11 ó 12 palabras cada uno.

En un folio de papel, y según el tamaño de renglón que vamos a utilizar, nos quedaría libre en su parte derecha 1/3 de su ancho, aproximadamente, espacio que aprovecharemos para escribir las asociaciones inverosímiles de los datos puros que vayamos encontrando.

Ya entenderás mejor esto en el capítulo dedicado al sistema general de estudio, por lo que ahora no debe preocuparte demasiado.

El margen derecho no está justificado, siendo por tanto cada renglón y cada párrafo considerablemente distintos (fotográficamente hablando) de los demás, lo cual representará importantes ventajas para aumentar la velocidad de lectura al no existir palabras entrecortadas que nos la puedan dificultar, así como para memorizar, ya que tenderemos a recordar que cierta parte de la información estaba en zonas del texto en las cuales los renglones sobresalían de los demás o eran más cortos.

Coge ahora un bolígrafo como apoyo visual y resuelve cada renglón en dos saltos por segundo, es decir, trabajarás así a un ritmo de un renglón por segundo, lo cual te dará una velocidad de unas **700 palabras/minuto**.

Cronométrate y comprueba que tardas en efecto ocho segundos en leer cada texto. Debes leerlos las veces que sean necesarias para conseguir ese resultado. No te preocupes si al principio vas un poquito más lento, pues influye mucho la práctica y el leer del día a día.

Recuerda que para que el *movimiento del bolígrafo* sea correcto tienes que realizarlo:

— Raso (muy cercano al papel).
— Muy veloz entre los saltos.
— Parando aproximadamente medio segundo en cada parte del renglón marcada con el símbolo «( )». Por ejemplo:

   «Un día muy ( ) soleado del mes de agosto había ( ) en un parque de».

— No te hipnotices mirando la punta del bolígrafo, sino que debes usar tu visión periférica para abarcar medio renglón cada vez, en cada uno de los saltos. El bolígrafo es una ayuda importante que está ahí, pero el secreto es que, a la vez, intentes olvidarte de él, como si no estuviese.

Bien, es el momento de que entres en acción:

Un día muy soleado del mes de agosto había en un parque de juegos un niño que se mecía en un columpio. Un hombre muy bien vestido, que también pasaba por allí, se detuvo a mirarlo. De pronto dejó su maletín bajo un árbol, se aflojó el nudo de la corbata y ocupó otro columpio, mientras intercambiaba alegres miradas con el niño. En medio de un día agitado, aquel hombre había encontrado un pequeño oasis de diversión infantil.

* * *

Conducidos por su guía, los siete viajeros caminaban por la playa, de blanca arena, de la isla más meridional del archipiélago de las Galápagos. Buscaban encontrar los nidos donde las tortugas verdes del Pacífico ponen sus huevos y los dejan incubándose. Estas tortuguitas emergen de esos nidos en abril y mayo de cada año, emprendiendo una carrera frenética, de vida o muerte, para alcanzar el mar antes de que las aves rapaces las conviertan en bocadillos.

* * *

Bueno, ¿cómo te ha ido?

Si la respuesta es *afirmativa,* enhorabuena. Estás leyendo a 700 palabras/minuto, tres o cuatro veces más deprisa que un estudiante universitario normal.

Sigue leyendo siempre con esta técnica, sobre todo en textos sencillos y en aquellos que ya conozcas o que estés repasando. En los textos más difíciles es evidente que, para comprenderlos bien, inicialmente tendrás que disminuir la rapidez de su lectura e incluso llegar a detenerte completamente para pensar, con independencia de tu velocidad de lectura habitual.

Si la respuesta es *negativa,* no te preocupes, ¿vale? También estamos para eso. Resuelve el renglón en tres saltos, haciendo los apoyos en:

«Un día ( ) muy soleado del mes ( ) de agosto había en un ( ) parque de».

Cuando tengas la suficiente soltura, intenta resolver también cada renglón en dos saltos, pero no te sientas agobiado ahora por ello. Sigue aplicando todos los días la técnica de lectura que has aprendido.

Te recomiendo que leas así siempre, sea lo que sea lo que caiga en tus manos. De momento no te preocupes en absoluto por la velocidad de lectura que obtengas, aunque te suene a paradójico, pues esta viene sola. La velocidad se consigue con el tiempo y con la práctica.

A continuación vamos a pasar a conocer los ejercicios que formarán el entrenamiento de la lectura fotográfica en este curso. Desde luego, aquel de vosotros que lea todos los días con nuestra técnica notará cómo su velocidad de crucero aumenta rápidamente, sobre todo al principio. Más tarde, esa progresión se irá frenando, lógicamente, y finalmente se detendrá y se estancará, como sucede con tantas y tantas otras actividades en la vida. No obstante, el alumno que además de leer a diario de la forma adecuada entrene lo suficiente y con la constancia necesaria para ello, gratamente comprobará cómo progresa mucho más rápido que los demás estudiantes y también como dicha progresión se detendrá bastante más tarde que si no hubiese entrenado. En definitiva, conseguirá aumentar más su velocidad de lectura, la calidad de esta, su concentración y el entendimiento de lo que lee.

Ahora ya depende exclusivamente de ti lo que quieras hacer.

ENTRENAMIENTO DE LA LECTURA (1)

Muchos de los lectores mostrarán un importante interés en seguir desarrollando esta habilidad tan importante como es leer sacando el máximo partido a nuestra mente. Por esta razón es por lo que te voy a proponer una serie de ejercicios de entrenamiento diarios para que, junto a lo que leas todos los días —prensa, libros, etc.—, puedas obtener lo más rápidamente posible una técnica de lectura eficaz e impecable. Una velocidad muy alta que a la vez sea comprensiva y te haga encontrar una importante fuente de motivación para las actividades que requieran de ella.

Encontrarás a continuación un total de siete ejercicios, los cuales empiezan por el cuarto (puesto que ya hemos hecho tres anteriormente) y terminan con el décimo. Debes poner especial atención a los cuatro primeros, es decir, desde el cuarto hasta el séptimo. Los tres ejercicios restantes son interesantes, pero equivalen en sí a un complemento de nuestras prácticas.

Haz los cuatro ejercicios que verás a continuación *todos los días*, durante un mes. El tiempo invertido será recuperado con creces, pues tu velocidad de lectura seguirá aumentando de forma considerable.

Te aconsejo que te hagas con un libro de fácil lectura, que no tenga demasiados datos puros (fechas, números, etc.) y que tampoco tengas que estar parándote a razonarlo. Un cuento para niños es ideal para empezar. Posteriormente podrás ir subiendo la dificultad poco a poco.

Para los ejercicios 6 y 7 puedes proveerte, si lo deseas, de un folio o libreta de papel donde puedas anotar las fechas de la realización de tus prácticas así como de las marcas obtenidas. De este modo podrás comprobarlas con otras actuaciones posteriores que realices, para valorar así la progresión que has obtenido.

También podrás utilizar el propio libro para llevar anotadas en él las fechas y las marcas que consigas. Para ello utiliza los diagramas que verás tras cada ejercicio que requiera de su anotación.

Esta opción es la mejor, pues siempre las llevarás encima y evitarás así el riesgo de que se te extravíen.

Antes de empezar tus prácticas con los primeros ejercicios de entrenamiento es necesario que dediques unos instantes de tiempo a:

Aprender a cronometrar tu velocidad de lectura

Es algo sencillo, pero que requiere un poquito de cuidado para hacerlo correctamente.

Desde luego, espero que a nadie se le ocurra comprobarla contando todas las palabras que ha leído en un tiempo determinado.

71

La mejor forma de hacerlo, también la más rápida y que a la vez nos aportará un grado de fiabilidad bastante importante (mucho más del que hace falta) consiste en escoger un libro adecuado (recuerda: de fácil comprensión) y después seguir los pasos siguientes:

a) Selecciona cuatro o cinco renglones promedio y haz un recuento de las palabras que contengan. Saca la media y esa será la cantidad de palabras que vamos a considerar tiene cada renglón de ese libro.

b) Antes de seleccionar esos renglones promedio tienes que escoger a los posibles candidatos. Para ello, selecciona solamente aquellos renglones que estén enteros, es decir, aparte lógicamente de los renglones incompletos (por tener puntos y a parte) desecha también aquellos que sean el principio de un párrafo, pues, como sabes, estos primeros renglones son algo más cortos que los demás, ya que suelen estar un poquito corridos hacia la derecha.

Tampoco selecciones ningún renglón que incluya alguna palabra demasiado larga. Fijemos un tope: que no contengan palabras de más de tres sílabas.

c) Está claro que cada renglón promedio no puede contener ninguna palabra larga. Pero a la inversa, como todos ellos suelen incluir palabras muy cortas: «y», «de», «a», yo te aconsejo que, para afinar al máximo, todas sus palabras tengan unas cuatro o cinco letras por término medio, como sería el caso, por ejemplo, de «cola» o de «comer».

Podrías superponer estas palabras y así verías las veces que caben en un renglón, y cuál sería, por tanto, el número de palabras que contienen estos. Probablemente esta sea la manera más fácil y directa de averiguarlo.

d) Seguidamente cuenta el número de renglones que tiene una página estándar (puedes hacer también un pequeño promedio de páginas si estas fuesen muy dispares).

e) Solo te restará, una vez termines de leer, contar el número de páginas y, en la última de ellas, también el número de renglones que hayas leído. Como sabrás el tiempo invertido, no tendrás ningún problema en calcular tu velocidad de lectura.

CUARTO EJERCICIO

El siguiente texto que te propongo para tus prácticas de lectura, y a la vez de vídeo mental, responde a los planes previstos. Debe ser un texto poco denso (con pocos datos puros) y con buenas posibilidades fotográficas.

Tienes que leerlo como de costumbre, utilizando un apoyo visual y resolviendo cada renglón en dos saltos, salvo que todavía te costase mucho hacerlo así y tengas que reducir un poquito el tamaño de la parte del renglón que vas a fotografiar. En este caso debes resolverlo en tres saltos.

Tu velocidad ideal debería ser pronto (quizá tras solamente una hora de práctica) de dos apoyos por renglón y por segundo, lo cual te dará un bonito resultado de 720 palabras/minuto (480 si resuelves cada renglón en tres saltos). Si lo resuelves en dos saltos, es fácil de adivinar que estarás leyendo a un imponente ritmo de un renglón por segundo. ¡Ya quisieran siquiera arrimarse los notarios a estas velocidades de lectura!

Recuerda una vez más:

Debes desplazar el bolígrafo rápidamente y haciendo movimientos rectos y horizontales próximos al texto, para que puedas aprovechar bien cada **medio segundo** de tiempo fotografiando de verdad cada parte del renglón donde tengas apoyado el bolígrafo, y no desperdicies así ese tiempo surcando el aire con el apoyo visual.

Quizá pueda parecerte que no, pero medio segundo es realmente mucho tiempo. Por tanto, úsalo bien y lee relajado, pensando en tu lectura y en la creación de las imágenes de lo que vas leyendo. En nada más. Seguro que te lo pasas realmente bien con el texto que he escogido.

Léelo varias veces seguidas e intenta ver mentalmente lo que estás leyendo, como si de una película se tratase. Intenta también, tras leerlo unas dos o tres veces, leerlo prediciendo la información que vas a leer a continuación (adelantándote en el tiempo).

CASTORES EN EL ÁRTICO

Marzo llegó feroz, arrojando casi ocho centímetros de nieve húmeda sobre el parque, y luego una durísima helada cubrió el suelo con un vidriado resbaladizo. Me puse las altas botas impermeables y caminé sobre el estanque, sabiendo que el delgado hielo se rompería.

Dos veces me hundí en el agua hasta la rodilla. Cuando llegué a la madriguera, deposité las ramas de abedul en el hielo, con la esperanza de que apareciera un castor. Luego me senté a esperar en una roca húmeda. Habían transcurrido diez semanas desde la última vez que había visto a un miembro de la colonia. ¿Habrían almacenado alimentos para que duraran tres meses? ¿Estarían vivos los seis castores en la madriguera?

Empezó a caer nieve húmeda. Al rato, oí un ruido sordo: un castor se había zambullido por el hoyo de la madriguera que daba al estanque, y estaba a punto de hacer su presentación en el agua, enfrente de mí. Lo que emergió fue un animal de aspecto muy somnoliento. Flotó unos segundos de un lado al otro y, tras sacudir la cabeza como un perro, trepó a una roca cubierta de nieve, a menos de dos metros de donde yo estaba sentado. Entrecerró los ojos y no volvió a moverse. Yo también permanecí inmóvil. Tras mirarme unos momentos, procedió a acicalarse con las patas delanteras. Mientras yo lo veía limpiarse las mejillas y frotarse las orejas, uno de los pequeños subió a tomar aire a su lado. Casi al instante el otro pequeñuelo emergió y se alineó al lado del delgado adulto de color oscuro.

Me dio gusto saber que ambos pequeños, nacidos tardíamente, habían sobrevivido al invierno y parecían gozar de buena salud.

Varios días después, al llegar al estanque, vi que el hielo había desaparecido por completo. El agua azul reflejaba perfectamente el cielo, y me asombró ver la amplitud del estanque, ya que solo lo conocía limitado por la nieve y el hielo. Entre tanto, los castores disfrutaban de libertad de movimientos, y pude contemplarlos a mis anchas.

El primer castor que emergió en el agua cristalina fue Laurel, a la que no había visto hacía cerca de cuatro meses. Aunque las capas de grasa se habían desvanecido de su redondo cuerpo durante el invierno, la reconocí enseguida. El Inspector fue el siguiente en salir de la madriguera. Él y Laurel empezaron a saltar como delfines por encima del lomo del compañero enfrascados en interminables acrobacias acuáticas. Tranquilamente podían sumergirse, emerger y disfrutar en toda una hectárea y media de agua.

* * *

¿Se dio bien? ¿Verdad que es sencillo y agradable leer así?

Pues continúa con el resto de los ejercicios que siguen a continuación, con ilusión. ¿De acuerdo?

QUINTO EJERCICIO

Mueve los ojos (esta vez sin apoyo visual) sobre el texto anterior. Hazlo de manera **horizontal, vertical y diagonal**, pero siempre hacia abajo.

Mezcla los tres movimientos e intenta captar grupos de palabras lo más amplios posible. Los ojos ganarán en precisión e independencia.

Intenta coger ahora grupos de palabras de varios renglones contiguos a la vez. Empieza por dos, fotografíalos un instante y acto seguido retira la vista del libro e intenta reproducir mentalmente y con exactitud las palabras que componen cada uno de los renglones, aunque sean palabras sueltas a las que no puedas sacarles ningún significado.

Con este ejercicio pretendo que tu visión periférica aumente también a lo alto, es decir, de arriba hacia abajo, pues a lo ancho ya la estamos trabajando continuamente.

Cuando lleves unos días de práctica y te sientas cómodo con el ejercicio anterior, intenta hacerlo con tres o más renglones, incluso con renglones de diferentes párrafos.

Puedes dedicarle a este quinto ejercicio, que realmente será el primero de los que compongan tu serie de ejercicios de entrenamiento, unos cuatro o cinco minutos al día.

Para el segundo día y sucesivos busca un libro que sea de *fácil comprensión,* tal y como te aconsejé con anterioridad. Si quieres, puede ser similar al que has leído aquí. Esta es la mejor forma de que realices todos los ejercicios de entrenamiento que te voy a ir proponiendo.

SEXTO EJERCICIO

Lee *a toda velocidad,* con apoyo visual y **sin preocuparte por comprender**.

Haz tres series de un minuto de lectura, recuperando 30 segundos entre cada una de las series.

Cronométrate tu velocidad de lectura y anótala en el cuadro de la página siguiente de este libro.

NOTA: No te preocupes demasiado por las palabras cortas de enlace, estilo: «de», «un», «a» y otras similares, que muy pocas veces sirven para algo. Mucho menos debes preocuparte por las comas y por los puntos.

Tanto estos signos de puntuación, como las palabras de enlace antes mencionadas, nunca podremos visualizarlas en nuestra mente, sencillamente porque no existe esa posibilidad. Yo puedo ver «un canario amarillo», pero lo que veo realmente es la imagen de «canario amarillo», solamente su imagen y su color, no veo «un», «a», «de», etc.

¿Verdad que si visionamos una película en el cine tampoco vemos esas palabras de enlace, ni las comas o los puntos? Y sin embargo, ello no es ningún obstáculo para que nos enteremos perfectamente de la trama de dicha película.

FECHA	VELOCIDAD	PROGRESIÓN	N O T A S

SÉPTIMO EJERCICIO

Lee *a toda velocidad* y con apoyo visual, pero esta vez, al contrario que en el ejercicio anterior, debes hacerlo **con comprensión total** de la lectura.

En cualquier caso, no debes pararte en ningún momento. Tu forma de actuar tiene que ser esta:

a) Si consideras que vas demasiado rápido y que no te enteras muy bien de lo que estás leyendo, sencillamente procede a bajar un poco tu velocidad de lectura.

b) Si piensas que puedes ir más deprisa, porque te sientes cómodo con el ritmo que llevas, pues vuelve a subirla, pero sin tener ningún tipo de miedo. Dosifícate tú mismo según te vayas viendo, pero no dudes en experimentar con los cambios de velocidad que creas necesarios.

Haz tres series de un minuto de lectura, recuperando 30 segundos entre cada una de ellas.

Cronométrate tu velocidad y anótala en el cuadro que viene a continuación.

¡Suerte!

FECHA	VELOCIDAD	PROGRESIÓN	N O T A S

ENTRENAMIENTO DE LA LECTURA ULTRARRÁPIDA (2)

Para entrenar la técnica de lectura fotográfica, y en general todo tipo de fotografía mental, uso mucho los números, tanto los decimales como los binarios.

Como sabes, se celebran campeonatos mundiales de fotografía mental (o de memoria rápida) y se emplean dichos números para medir esta capacidad.

Es lógico que se usen números para estos menesteres tan competitivos, y es que tiene que ser igual para todos los competidores, pues si se usase texto, siempre tendría más ventaja aquel competidor que viese dicho texto escrito en su idioma.

Por otra parte, ese texto no podría traducirse tampoco a todos los idiomas, pues su tamaño, tanto en lo referente al número de palabras que contenga como a su extensión global (influida también por el cambio del tamaño de las nuevas palabras resultantes de la traducción), se podría ver incrementado o disminuido, a veces de forma decisiva, reportando nuevamente ventajas o perjuicios a ciertos competidores.

Vamos a introducirnos un poco en esta disciplina, la cual no representa una parte esencial del entrenamiento destinado a que mejores tu velocidad y eficacia en la técnica de lectura, sino que más bien se trata de realizar unos sencillos ejercicios complementarios, pero que también tienen su eficacia.

Te llevará poco tiempo hacerlos, y es seguro que te gustarán. Cuando estés preparado... ¡Aaadelante!

OCTAVO EJERCICIO

A continuación verás números escritos en grupos de tres en tres. Tienes que leerlos apuntando con tus ojos (sin apoyo visual) al dígito central, sin mover los ojos de ahí. Mantén la vista medio segundo en ese número antes de descender al siguiente, y así sucesivamente. Como puedes comprobar fácilmente, estarás trabajando a un ritmo de dos números por segundo.

Esfuérzate en ampliar tu visión periférica para abarcar y ver con nitidez los tres dígitos de todos los números. Comprobarás que es muy sencillo.

Resuelve primero la columna de la izquierda (tiene números más sencillos), luego la del medio y, finalmente, la de la parte derecha.

001	320	465
100	650	682
777	608	249
282	012	139
090	042	572
858	114	819
003	993	931
900	677	658

Bueno, ¿cómo se dio? Fácil, ¿no?

NOVENO EJERCICIO

Vamos a volver a leer los números del ejercicio que acabas de realizar, pero ahora intenta repetir mentalmente el número anterior al que vas leyendo.

Por ejemplo, imaginemos que ya tienes tus ojos puestos en el segundo número, que es el 455, el cual está marcado más abajo en negrita.

En ese mismo momento tienes que estar pronunciando mentalmente su número anterior, el primero de todos, y que se supone que acabas de terminar de leer (o fotografiar): el «seiscientos ochenta y seis»:

686
455
324
295

De igual modo, cuando leas o fijes tus ojos (ese aproximadamente medio segundo de tiempo) en el siguiente número, en el 324, debes pronunciar en tu mente, a la vez, el 455, ya que es justamente el último número que acabas de fotografiar.

Y así sucesivamente, hasta completar todas las columnas de números propuestas.

Observa que siempre llevarás un número de desfase y, por eso, pronunciarás (solo en tu mente, no hace falta hablar) el número anterior al que ahora estás visionando.

Es muy buen ejercicio de captación fotográfica, y también mejora la concentración y posibilita que nuestra mente pueda estar en dos sitios a la vez, incrementando su velocidad de trabajo.

Practícalo todas las veces que necesites hasta su dominio total. Te aconsejo, si fuese necesario, un ratito todos los días.

DÉCIMO EJERCICIO

Ahora vamos a complicar el asunto, pero solo un poquito. Seguida-mente trabajaremos con los números que verás a continuación, los cuales son un poco más difíciles, ya que todos ellos poseen cuatro dígitos en lugar de tres.

Haz en primer lugar lo mismo que hiciste en el ejercicio número 8, ¿recuerdas?, sin pronunciar mentalmente, solo leyendo.

Después repite su lectura, pero ahora pronunciándolos en tu mente con ese pequeño desfase, tal y como acabas de realizar en el ejercicio anterior.

0010	3200	4653
1000	6500	6823
7777	6080	2497
2828	0120	1396
0900	0420	5726
8585	1144	8194
0033	9939	9313
9009	6776	6586

Si quieres, prueba a escribir otros números distintos y prueba con ellos.

4

Sistema general de estudio
(S. R. C.)

Acontinuación voy a desglosar mi sistema de estudio. Lo llamo Sistema Ramón Campayo, y, sin ninguna duda es el más eficaz que podrá hallar y conocer el alumno. Es el resultado de muchos años de investigación por mi parte y aúna multitud de armas y herramientas que hemos ido aprendiendo o recogiendo en las páginas anteriores. Si se aplica correctamente, el resultado es sorprendente, dado que no tiene ningún punto débil.

Inicialmente, un TEMARIO está constituido por una serie de BLOQUES O SECCIONES.

Estos están compuestos, a su vez, por TEMAS. El tema podemos considerarlo como la unidad básica del temario.

Los temas están formados por CAPÍTULOS.

Estos de PREGUNTAS, que forman el esqueleto o divisiones básicas del tema.

Estas de APARTADOS Y SUBAPARTADOS.

Estos, finalmente, de PÁRRAFOS.

Desde luego, no tienen porque darse siempre todas estas subdivisiones.

En primer lugar haremos un **ojeo de unos 5 ó 10 minutos** de todo el temario inicial (libros, apuntes...), que también llamaremos temario bruto o temario madre, para tener una idea general de la dificultad y extensión que tiene, y en busca de resúmenes.

Después, y para empezar, **leeremos un tema en bruto**, que como norma general será el primero. En las oposiciones debería tratarse del más genérico, o, en su defecto, del menos complejo o de aquel más nos guste o pueda llamarnos la atención. Es mejor empezar siempre con buenas sensaciones.

1.º CONFECCIÓN DEL TEMARIO PERSONAL

Nuestro sistema de estudio constará de tres partes claramente definidas:

— **Confección de nuestro temario personal.**
— **Memorización.**
— **Repaso.**

Como iremos lógicamente por orden, vamos a pasar al punto primero, o **Confección del temario personal**.

Nosotros partiremos al principio de un temario INICIAL (que lo podemos llamar también temario en bruto o temario madre) y que estará compuesto por los libros y por los apuntes con los que contaremos inicialmente.

Este temario debemos transformarlo en otro distinto, infinitamente más eficaz, y que formará nuestro **TEMARIO PERSONAL**, el cual estará compuesto por unos *resúmenes especiales,* los cuales serán unas verdaderas autopistas de estudio, y por *mapas mentales* (diseños fotográficos).

Tras la lectura de un tema inicial (en bruto) leeremos nuevamente una pregunta del tema escogido (que en una oposición ya dijimos que no tiene por qué ser necesariamente el primero) y *confeccionaremos así nuestro RESUMEN,* pregunta a pregunta, conmutando el orden de los datos según lo consideremos necesario o lógico (a lo mejor debamos poner al principio de nuestro resumen los datos que están al final de la pregunta en bruto).

Podemos considerar la pregunta como la unidad básica para hacer el resumen, y por ello empezaremos a confeccionarlos por la pregunta que deseemos.

Es muy importante que nuestro resumen contenga **todos los datos puros** y que empieces a desarrollarlo prestando una especial atención a las generalidades que contenga, así como a sus partes más gráficas, es decir, poniendo al principio aquella información más general y aquella que podamos «ver» fotográficamente de algún modo.

Como excepción, y **solo si no tenemos tiempo material para confeccionar el resumen**, puede ser interesante subrayar con *bolí-*

grafo de color verde (no aconsejo aquí marcar con rotulador fosforito, pues aparte de salir caro económicamente afecta a la vista de forma negativa) todo lo importante, quitando solamente la paja (si el examen es de tipo test), o bien marcando exclusivamente lo más importante, pero limitando y ajustando la información que vamos subrayando al futuro tiempo de exposición que esté determinado en el examen de desarrollo que tengamos que realizar, pues pocos estudiantes caen en la cuenta de que es absurdo estudiar una información extra que luego no podrán desarrollar en el examen por falta de tiempo. En cualquier caso, reduciremos así de forma considerable la extensión de cada tema.

También será conveniente, si vamos muy mal de tiempo y no hemos podido hacer los resúmenes, escribir las asociaciones de datos puros en una libreta aparte, anotando en el margen del libro la página de dicha libreta donde figura la asociación (pues, normalmente, en los márgenes del libro no tendremos espacio para hacer más anotaciones), pero remarcando en el texto del libro las partes del dato a asociar con el bolígrafo azul, para así poder movernos luego con más rapidez y distinguir la presencia de datos puros a golpe de vista.

El motivo de usar un bolígrafo de color verde para el subrayado del libro es para que, de este modo, podamos distinguirlo inmediatamente del color negro del texto y del color azul de las asociaciones de datos puros.

Por tanto, y según vayamos de tiempo, podremos hacer los resúmenes o subrayar en el propio libro el texto que creamos conveniente, ajustándolo al futuro tiempo de exposición con el que contaremos en el examen. Y es que no es igual estudiar para un examen que por el simple gusto de aprender, así como también será distinta la técnica de estudio a emplear según sea el tipo de examen.

No obstante, no olvidemos que con un resumen bien hecho se ganará mucho tiempo, tanto a la hora de entender y razonar un tema, como a la hora de memorizarlo y de repasarlo. La velocidad de lectura también adquirirá aquí su máxima expresión, y te recuerdo que hay que leerlos varias veces para su correcta memorización.

Un último consejo al respecto sería que, aun considerando que fueses realmente muy mal de tiempo, hicieses al menos alguno de los resúmenes de tu temario, mejor el que pertenezca al tema más complicado o difícil para ti, y que después tú mismo juzgues los resultados. Por otro lado, recuerda también que estos resúmenes solo se hacen una vez, por lo que, en el caso de que suspendieses, los tendrías hechos para una próxima convocatoria, y entonces sí que te resultaría de verdad sencillo y rápido el preparártela.

Así es que anímate y a resumir, pero solamente como aprenderás a hacerlo conmigo. Olvídate de lo que te hayan enseñado por ahí. Es la mejor garantía de éxito en el futuro.

En los resúmenes procuraremos:

a) *Eliminar toda la paja* del tema en bruto.

b) *Usar nuestro vocabulario personal,* así como las formas de expresión que nos sean particulares y características (lo cual nos facilitará la futura memorización), siempre y cuando denoten un mínimo de cultura y de preparación, pero respetando las palabras técnicas y formales que encontremos, las cuales abundan sobre todo en las definiciones.

No omitamos ningún dato puro en nuestro resumen. *Todos ellos deberán estar incluidos.* Dicho de otro modo: nuestro resumen contendrá la menor información posible, pero a la vez, y con él en la mano, deberíamos ser capaces de contestar a cualquier pregunta que nos formulasen sobre ese tema.

También es aconsejable excluir de los resúmenes toda la información que ya sabemos y que forma parte de nuestra cultura general, pues de nada nos serviría ser repetitivos, la cual podríamos igualmente reflejarla en el examen sin ningún problema. Además, debemos aprender a confiar plenamente en nosotros mismos, pues a fin de cuentas todos los temas que memoricemos pasarán a formar parte de ese acervo cultural que poseemos.

Con los resúmenes conseguiremos:

a) *Reducir el tamaño del temario* inicial a la mitad o menos. A veces incluso a la décima parte.

b) *Memorizar antes y mejor los datos secuenciales,* pues nos serán más familiares al estar enlazados con nuestro vocabulario particular y con nuestras expresiones características. También porque habremos alterado adecuadamente el orden de la información cuando ello haya sido necesario, disponiendo esta de la manera más lógica y coherente.

c) *Memorizar definitivamente los datos puros, con total nitidez y encima pasando un buen rato,* ya que habremos hecho todas sus asociaciones inverosímiles convenientemente y los tendremos escritos en los márgenes de cada resumen, fácilmente visibles.

d) *Ganar en concentración* al memorizar los temas posteriormente, pues no nos perderemos en la «paja» que tienen los temas en bruto.

CONFECCIÓN DE LOS RESÚMENES

No se trata de hacerlos tan resumidos como lo haría Tarzán, sino que hay que emplear palabras coherentes (de nuestro vocabulario) que enlacen los datos de forma lógica, para obtener una mejor comprensión, pero yendo **directamente «al grano»**. Esto es así porque, normalmente, los temas en bruto reinciden en las explicaciones con demasiada palabrería, la cual no hace falta estar leyéndola y releyéndola siempre, y por eso debemos evitarla y no desviarnos de las ideas importantes.

Es preferible, si se hacen con bolígrafo, confeccionarlos en libretas de **papel reciclado**, pues de este modo no se doblarán, estarán más protegidos y después nos serán más fáciles de leer en cualquier posición (sentados o tumbados). Asimismo, podremos desplazarnos con todos los resúmenes juntos a cualquier lugar que vayamos, fácilmente y sin que se nos pierda ninguno. Por otra parte, y lo que es más importante, este tipo de papel produce menos sueño y cansancio que los folios convencionales, debido a la ausencia de reflejos que sí emiten los folios blancos, lo que nos permitirá estudiar durante más tiempo, con mayor calidad y con menos cansancio.

También existen folios de papel reciclado, los cuales poseen lógicamente el mismo efecto antirreflejo que las libretas antes mencionadas. Particularmente, y si hay que escribir con bolígrafo, yo prefiero las libretas, las veo más cómodas, aunque en este caso es solo una valoración personal que no debe influirte, y tiene, por tanto, que depender exclusivamente de ti y de tu comodidad.

No obstante, si dispones de **ordenador personal**, te recomiendo que lo uses e imprimas tus resúmenes sobre folios reciclados o de color amarillento. Las ventajas de usar un ordenador las verás después, cuando tratemos más adelante los «ejemplos de resúmenes».

Los renglones serán de **10-12 palabras** (ver «técnicas de lectura»). Aproximadamente ocuparán **2/3 del ancho del folio**, lo cual nos permitirá, además de una lectura veloz, dejar un margen considerable a la derecha para escribir las asociaciones inverosímiles de los datos puros.

Recordad que **el margen derecho no estará justificado**, pues todo el texto nos parecería fotográficamente igual. Por otra parte, el justificado de los renglones se consigue a base de separar las palabras entre sí, lo cual supone un efecto nefasto para los lectores fotográficos, ya que hará que en cada fijación o fotografía se pillen menos palabras y demasiada porción de papel en blanco. Al contrario, si no justificamos los márgenes derechos y **tampoco escribimos los típicos guiones** que se usan para cortar las palabras que no caben en la parte derecha del texto (lo cual dificultaría también nuestra velocidad de lectura), observaremos que trabajar con un texto desigual a la derecha nos ayudará fotográficamente a memorizarlo, pues la información irá apareciendo en renglones de longitud variable que podremos recordar más fácilmente precisamente por ese propio efecto desigual. Es algo similar al efecto fotográfico que nos hace recordar mejor una información que memorizamos al lado de un tachón, por ejemplo.

El margen derecho, que ocupará **1/3 del ancho del folio** aproximadamente, estará reservado para la escritura de las *asociaciones inverosímiles* de datos puros, las cuales se escribirán tras **un pequeño símbolo** que escogeremos para este fin. Dicho símbolo nos facilitará un rápido traslado visual desde los datos puros del texto del resumen hasta el comienzo de su asociación en el margen derecho. También nos proporcionará rapidez para movernos por las asociaciones del margen derecho, pues a golpe de vista sabremos cuántas asociaciones hemos escrito y dónde comienza y termina cada una de ellas.

Este pequeño símbolo (personalmente uso una estrella de cinco puntas) nos mostrará en un instante que lo escrito tras él es una asociación inverosímil. Estas asociaciones las escribiremos con el *bolígrafo azul,* y también subrayaremos, o rodearemos con un círculo del mismo color, las palabras claves de dicha asociación, tanto en el margen derecho (donde hemos hecho la asociación en sí) como en el propio resumen.

Importante: Al confeccionar el resumen tenemos que tener en cuenta que, para una mejor memorización posterior, cada párrafo dispondrá solamente de una **única idea principal** y de sus ideas secundarias. Aunque en el tema en bruto no hubiese puntos y aparte, nosotros pondremos los necesarios para ajustarnos a esta regla.

Este recurso también nos facilitará la posterior elaboración de los mapas mentales, así como una *eventual memorización* para casos de urgencia mediante la *asociación entre sí de las distintas palabras clave representativas de cada párrafo.* También nos será de enorme utilidad en el caso de tener que exponer un tema en un examen oral o en el caso de tener que dar un discurso, por el mismo motivo que acabo de citar.

Las cifras irán **escritas en números** (en dígitos) mejor que en letras.

Todas **las dudas que nos vayan surgiendo** al confeccionar nuestros resúmenes deberán ir anotándose en un folio en blanco, o en el final de la libreta (escribiendo hacia el principio), pues la duda podría volver a surgir más adelante otra vez, y de esta forma la llevaremos con el temario sin que se nos extravíe. Si usamos libreta, lo mejor será anotar en el resumen la situación de la duda y la de su resolución.

NOTA: Antes de proseguir con el resumen, es mejor que algún especialista o profesor *nos aclare las dudas* que nos surjan. Si hay muchas de ellas, lo mejor será olvidarnos por el momento de ese resumen (si utilizamos una libreta, dejaremos unos cuantos folios en blanco) y ponernos a confeccionar otro de un tema distinto. Por este motivo (entre otros) es conveniente empezar a resumir una oposición por los temas más sencillos, pues nos crearán una sana y real sensación de avanzar por el temario con rapidez, desde el primer día, lo cual es algo muy motivante. Además, cuando finalmente abordemos los temas más difíciles, ya habremos adquirido una importante preparación cultural sobre nuestro temario que nos permitirá comprenderlos mejor y en mucho menos tiempo.

Antes de confeccionar nuestro resumen intentaremos **tener a mano toda la información posible,** de todas las fuentes que vayamos a usar, para que dicho resumen sea la unificación de dichas fuentes.

Si hacemos los resúmenes en una libreta, dejaremos **uno o dos folios en blanco** tras cada uno de ellos, por si en el futuro llegase a nuestras manos una información distinta digna de añadir.

El **mejor bolígrafo** para la escritura de nuestros resúmenes será uno de *color negro,* pues al igual que aconsejamos el uso del papel reciclado, este color es el que menos refleja la luz, y por tanto, en unión a dicho papel, formará un conjunto poco reflectante que nos va a permitir estar trabajando más tiempo con nuestro temario personal, evitando el cansancio prematuro que nos produciría un exceso de reflejos de luz.

Además, utilizaremos un bolígrafo de *color azul* para las asociaciones de los datos puros, como ya sabes.

Un texto de color azul es relajante a la vista. Por ello no usaremos este color para redactar nuestros resúmenes, pues podría producírsenos sueño antes de tiempo. En cambio, es *ideal para hacer los exámenes de desarrollo,* ya que el hecho de ver amplios textos de este color nos producirá un efecto relajante.

También usaremos **ROTULADORES FOSFORITOS.** Os aconsejo tres distintos:

a) **Azul,** para marcar el título del tema, el de los capítulos y el de las preguntas.

b) **Rojo,** para marcar los títulos de las distintas subdivisiones de que se componga cada pregunta.

c) **Verde,** para marcar los títulos de las nuevas subdivisiones incluidas en las que previamente hayamos rotulado con el color rojo.

¡Ojo! Sólo rotularemos *los títulos de las partes de cada tema,* nunca su texto.

Se puede recordar el uso y la prioridad de los colores fosforitos porque están por orden alfabético: «a»zul, «r»ojo y «v»erde, y también porque van de mayor a menor rango: desde el azul, que representa las zonas más extensas (cielo, mar...), hasta el verde, que como es el más tranquilo y bonachón (la naturaleza, los árboles...), no protestará porque lo dejemos en el último lugar.

Si alguna parte de nuestro temario inicial fuese muy complicada, incluso para resumirla, lo mejor sería olvidarnos de ella por el momento y encuadrarla o marcarla con un bolígrafo para poder verla en el futuro (una de las ventajas de los resúmenes es que podemos hacerlos por el orden que queramos). No obstante, **los temas más difíciles deberemos dejarlos siempre para el final**, pues los llevaremos más frescos con vistas al examen; y como habremos adquirido más conocimientos, ya que conoceremos el resto del temario, no tendremos ninguna dificultad en lanzarnos al «abordaje» de estos cuando finalmente llegue el momento de hacerlo. Probablemente incluso habremos aprendido cierta información específica en alguno de los temas estudiados con anterioridad que nos aclare el tema más difícil o que nos facilite su comprensión.

Igualmente, el hecho de dejar los temas más complicados para el final supone que no tendremos ningún freno inicial que nos impida desplazarnos de una forma rápida, alegre, fácil y segura por el temario, desde el principio, con el inestimable **efecto psicológico positivo** que ello conlleva.

En general, en la preparación del temario personal tendrá ventaja un opositor sobre otro estudiante que curse un año académico cualquiera, pues el primero podrá marcar su ritmo de estudio como desee, yendo así más relajado durante todo el proceso de preparación. Por el contrario, los estudiantes académicos están obligados a seguir un ritmo prefijado por otras personas que a veces puede serles demasiado rápido de seguir, o también incluso demasiado lento, según las circunstancias.

De los resúmenes *saldrán los MAPAS MENTALES*, a razón de uno por tema, y ya tendremos así confeccionado nuestro *TEMARIO PERSONAL*.

TEMARIO ADAPTADO

En las oposiciones que cuentan con exámenes de desarrollo es conveniente, cerca ya de dicho examen, *ADAPTAR el temario personal* a otro más reducido cuyos resúmenes coincidan con el tiempo de exposición que haya sido determinado en las bases de la convocatoria.

Pero entonces, ¿por qué no hacer este temario adaptado desde el primer momento? ¿Por qué tenemos que esperarnos a la proximidad del examen?

Porque si finalmente, y cerca de las fechas de la oposición, el examen dejase de ser de desarrollo y pasase a ser tipo test (como los tribunales son soberanos es algo que ya ha ocurrido y que podría volver a ocurrir), evitaríamos así el riesgo que nos supone el no haber memorizado la información suficiente para este nuevo tipo de examen, lo que indudablemente sucederá al acortar el temario. Para un profesional del estudio, como tú y como yo, es un riesgo demasiado grande de asumir.

Por otra parte, acortar los temas injustificadamente también equivaldría a renunciar a una información extra que le podría hacer falta al opositor si más tarde se presentase a otra oposición que, teniendo el mismo temario, estuviese formada por exámenes tipo test o por preguntas de desarrollo corto (las cuales se responden con solo unas palabras y por tanto pueden ser sacadas de cualquier parte), ya que estos últimos tipos de exámenes precisan de temarios más largos para su correcta preparación.

Recordad que, *cuando hay exámenes tipo test,* el temario debe ser lo más extenso posible, pues nos podría salir una pregunta de cualquier sitio, de cualquier minucia de información.

Así pues, y retomando lo que decíamos anteriormente, con la creación de estos últimos resúmenes adaptados al tiempo de exposición del examen también conseguiremos *coger fondo escribiendo,* algo que sin duda será muy conveniente para que el día de la prueba no se nos canse la mano y nos aparezca el llamado «calambre del escritor». También nos servirá para *practicar la exposición de cada tema,* mediante el cuidado de nuestras expresiones y la calidad de nuestra ortografía, así como para no cometer faltas. En general, nos será muy útil para una mejor organización de todo lo que hemos aprendido.

Como nuestro temario personal será casi siempre mucho más amplio que el temario adaptado al tiempo de exposición, deberemos elegir de él (para confeccionar cada uno de los resúmenes adaptados) solamente lo más importante, lo que consideremos más técnico. Y de relleno lo que más nos guste o lo que mejor se nos quede. Del mismo modo, si nos faltase información para cubrir el tiempo de exposición fijado en el examen, procederemos a su ampliación buscando la que nos falte a través de cualquier medio que esté nuestro alcance: apuntes de algún compañero, otros libros, etc.

INSISTO en la importancia de confeccionar este temario adaptado con cierta proximidad al examen, cuando hayamos elaborado y memorizado perfectamente todos nuestros resúmenes personales, pues ello:

a) *Nos facilitará su creación,* ya que seremos unos expertos de todo el temario y probablemente habremos aprendido datos nuevos de otros temas que tengan que ver entre sí, por tener una información similar o complementaria, gracias a lo cual podremos añadir esta o incluso cambiarla de unos temas a otros, puesto que nos encajará a la perfección allí donde la pongamos.

b) Si a última hora cambiase el modelo de examen por otro tipo test o de preguntas cortas, tendríamos fresca *una información complementaria* para responderlo.

c) En el improbable caso de que no pudiésemos recordar parte de la información que tuviésemos que exponer en alguna pregunta del examen, siempre *podríamos poner en su lugar otra distinta* que, aunque no hubiésemos seleccionado para la confección del temario adaptado, nos vendría igualmente a la cabeza. De hecho, suele suceder que, en el examen, somos capaces de recordar tanto la información del resumen reducido (adaptado) como la que teníamos en nuestros resúmenes personales y que finalmente no seleccionamos, debido a que, por el poco tiempo transcurrido, esta aún sigue fresca en nuestra memoria.

Vamos a empezar ya, sin más demora, con algún ejemplo sencillo acerca de cómo debe estar hecho un resumen, para que te vayas familiarizando con su formato.

Este **PRIMER RESUMEN** que vamos a ver a continuación está confeccionado mediante ordenador. Su exposición escrita es de unos 40 minutos y solamente quedaría colorearle los nombres de sus divisiones con los rotuladores fosforitos, además de escribir las asociaciones de datos puros en el margen derecho.

Trata acerca de la existencia de un planeta imaginario. Lo he elegido así para que el tema te ofrezca una información desconocida y de este modo no puedan influir tus conocimientos culturales en su posterior memorización, algo que haremos un poco más adelante.

- EL PLANETA TX-3096 - (RESUMEN)

Es un planeta de 48000 Km. de diámetro (similar a Neptuno) y, distante 85 años-luz. Nos llevan 2500 años de adelanto.

Sus habitantes nos visitaron el 6-4-1987. Todos miden 2 m. Las mujeres parecen triángulos equiláteros con el vértice hacia abajo. Los hombres son longitudinales con enormes manos y cabeza. Son muy pacíficos y trabajadores. Están gobernados por un Rey ("decorativo") quien se asesora por 5 miembros (uno por continente). Se comunican por telepatía (otros métodos quedan prohibidos por crear interferencias).

Su gran cultura y educación y única ideología (no hay ningún partido político) hace innecesaria la existencia de leyes, cárceles y juzgados.

* SANIDAD:

a) Médicos (Llevan brazaletes de colores en el brazo derecho):

- Otorrino: Verde   - Cirujano: Amarillo   - Cardiólogo: Rojo

- Oculista: Negro   - Masajista: Blanco

- Camillero: Marrón   - Enfermera: Azul

b) Pacientes (Un collar anuncia su gravedad):

- Leves: Amarillo   - Menos graves: Azul   - Muy graves: Gris

* TRANSPORTE: Desde urbano hasta ir a sus 4 satélites: Preston, Galias, Rota y Eulen (por orden de proximidad).

* GEOGRAFÍA: Sus 4 continentes se distribuyen así:

- En el Norte (Zona templada): Copoal (Rico). Encinas verdes.
- En el Centro (Cálido): Ossen (Extenso. 2 asesores). Robles ácidos.
- En el Sur (frío): Vitalia (Más frío. Casi inhabitable) y Extradivarius ("pobre"). Pinos gigantes.
    TX está bañado por un océano de agua salada sin oleaje ("Lago de la Tranquilidad"), pues no hay viento ni movimientos sísmicos o fallas, y su profundidad es menor de 100 m.

* El Moderio es su unidad monetaria. Hay de 1, 10 y 100 unidades. Copoal tiene además monedas de 1000 moderios.

El **SEGUNDO RESUMEN** corresponde a un tema que trata sobre las circunstancias que pueden darse en la conducción forestal de un vehículo todoterreno 4 x 4. Observa con detenimiento su:

— Diseño, ocupando solamente los 2/3 del ancho del folio.
— Título y preguntas rotuladas con el fosforito de color azul.
— Otras subdivisiones marcadas con los colores rojo y verde.
— Una asociación con bolígrafo azul en el margen derecho.
— Unos círculos hechos con bolígrafo azul en el texto del resumen, los cuales están relacionados con la asociación inverosímil escrita en el margen derecho.

Lógicamente el resumen está contraído para que lo puedas ver al completo en una página de este libro.
(Resumen en página a color.)

Estos resúmenes son pequeños porque su tema fuente así lo era. No se trata de mostrar aquí un resumen largo o complicado, sino de que captes bien la idea de su confección.

Si te fijas en los resúmenes, el que está hecho por ordenador tiene **muchas ventajas** sobre el que está escrito con bolígrafo:

— La *nitidez de lectura* es mucho mayor.
— En un renglón *podemos poner más palabras* (hasta 10 ó 12). En un resumen hecho con bolígrafo caben muchas menos en el mismo espacio, lo cual afectará negativamente a la velocidad de lectura, ya que como nuestra visión periférica siempre será la misma, pues en ambos casos resolveremos un renglón en dos saltos fotográficos, en el resumen hecho por ordenador entrarán más palabras, y por tanto más información, en cada uno de esos saltos.
— Si tienes ordenador, intenta probar a hacer resúmenes *con un programa informático* de esos existentes en el mercado que van escribiendo según le vas dictando con tu propia voz. Es cierto que se equivocan un poco, pero esto hará que nos veamos obligados a repasarlos, lo cual es una ventaja memorística. Aun así, se puede ganar mucho tiempo si el programa

es bueno y funciona bien con tu voz, lo que no siempre sucede. Puedes probar con alguno de ellos y, si te satisface y consigues ganar tiempo con él, continuar usándolo. En caso contrario, lo dejas y en paz.

Estoy detrás de las empresas que crean estos programas informáticos para conseguir uno que sea altamente eficaz y que pueda proporcionárselo a mis alumnos bien de precio. Ojalá lo consiga pronto y puedas verlo, dispuesto para ti, en mi página web.

CONFECCIÓN DE LOS MAPAS MENTALES

El mapa mental de cada tema ocupará solamente **una cara de tamaño folio.** Si el tema es pequeño, podremos rellenarlo con algunos datos extra, así como escribiendo asociaciones inverosímiles para memorizar sus datos puros, pero sin abusar, pues toda la información detallada la tendremos en el resumen.

El mapa mental deberá ser ante todo **agradable a la vista** y cómodo de estudiar, pues su principal misión consiste exclusivamente en facilitarnos una rápida información fotográfica del esqueleto del tema.

De igual modo, vamos a utilizar también los **rotuladores fosforitos,** los cuales nos facilitarán la labor de movernos con rapidez por toda su estructura sin perdernos. Los aplicaremos de la misma manera que lo hemos hecho en los resúmenes, es decir, cada color del rotulador marcará el título de la parte del tema que le corresponda, según el orden de prioridades que ya les establecimos anteriormente.

Usaremos, asimismo, el **bolígrafo de color azul** para escribir las asociaciones inverosímiles que deseemos reflejar en él. También en los mapas es conveniente escribirlas tras el mismo símbolo que uses en los resúmenes.

Para hacer un mapa mental, el cual representa, como sabes, el verdadero esqueleto o estructura de un tema, será necesario poseer un gran conocimiento de ese tema. Por este motivo lo confeccionaremos siempre en **último lugar,** tras haber realizado y comprendido su resumen.

El título del mapa mental, así como su número de tema (si lo tuviese), se colocarán enmarcados en el centro del folio. Sus partes principales las iremos disponiendo en forma de ramificaciones, empezando por arriba, por las 12, y continuaremos en el **sentido de las agujas del reloj**.

Tanto el título del tema (encuadrado en el centro) como estas partes o ramificaciones principales, irán rotuladas con el fosforito de color azul.

Solo escribiremos en nuestros mapas palabras sueltas, o a lo sumo **frases cortas**, sin profundizar ni entrar en más complicaciones, para que su lectura sea cómoda y rápida.

Los mapas mentales nos posibilitarán una retención fotográfica importante de su contenido y, si fuese necesario, nos permitirán en el futuro **añadirle algunos datos** nuevos de interés con toda facilidad.

Los estudiantes académicos (no opositores) deberían hacer idealmente los resúmenes de cada tema **en clase**, a medida que estos se van dando y mientras los va explicando el profesor, quien podrá mejor que nadie resolver las dudas que les puedan ir surgiendo.

Los mapas mentales, por el contrario, deberán hacerse posteriormente, **en casa**, lo cual servirá además a modo de repaso del tema.

Al contrario que los esquemas tradicionales, los cuales presentan todos un aspecto similar debido a su desarrollo lineal, el mapa mental tiene una forma más o menos circular, distinta para cada tema. Esta forma circular, junto a su peculiar colorido, *facilitará considerablemente su memorización* y sus repasos, lo cual repercutirá de manera directa en la rápida memorización posterior del resumen a que corresponda.

Con los resúmenes y con los mapas mentales ya tendremos confeccionado nuestro temario personal.

Este **PRIMER MAPA MENTAL** corresponde a un tema muy sencillo que trata sobre la conducción forestal de un vehículo todoterreno 4 x 4, cuyo resumen ya tuviste la ocasión de ver anteriormente.

Observa con detenimiento su:

— Diseño circular.
— Título y preguntas rotuladas en color azul.
— Otras nuevas divisiones que, partiendo de las partes principales (o preguntas rotuladas en color azul), van marcadas con el color rojo.

— Las nuevas subdivisiones que, naciendo desde las anteriores divisiones rotuladas en rojo, van marcadas ahora con el color verde.

(Mapa en página a color.)

El **SEGUNDO MAPA MENTAL** pertenece al resumen escrito mediante ordenador que también vimos en la página 94, y cuya información trataba sobre la existencia de un planeta desconocido.

Observa cuidadosamente su diseño y la correcta utilización de los colores fosforitos.

(Mapa en página a color.)

Este mapa, al contrario que el anterior, posee una gran cantidad de datos puros (aunque todavía no estén escritos en él). Estos datos tendremos que memorizarlos mediante las correspondientes asociaciones inverosímiles.

En el mapa mental memorizaremos solamente las asociaciones que hayamos escrito en él (con nuestro bolígrafo azul). Las demás se memorizarán en el correspondiente resumen, pues es el lugar donde las vamos a encontrar.

El solo hecho de mantener la vista unos segundos encima de cada mapa mental ya nos ayudará a su memorización, gracias al trabajo que, de forma automática e inconsciente, estará realizando nuestra memoria fotográfica.

Estudiando mediante los mapas mentales conseguiremos muy fácilmente retener la idea principal de un tema, que es realmente lo más importante al principio y lo primero que debemos hacer, así como memorizar también, y con la misma facilidad, sus ideas secundarias.

2.º LA MEMORIZACIÓN

Aunque no lo parezca a primera vista, la memorización es la fase **más corta** del proceso de estudio, y a medida que el alumno gane en práctica y en capacidad lo será cada vez en mayor medida.

Normalmente, y tras confeccionar el resumen, todos aquellos estudiantes que posean la suficiente práctica y entrenamiento **habrán conseguido a la vez memorizar perfectamente el tema en cuestión**, so-

98

bre todo si dicho resumen tiene muchos datos puros («los más difíciles») y los han asociado adecuadamente (de manera inverosímil) al terminar el resumen o mientras lo iban haciendo. Esto último: hacer y escribir las asociaciones mientras confeccionas tu resumen, según te las vas encontrando, es algo que te aconsejaré que hagas siempre que puedas, porque te hará ganar tiempo y además conseguirá que vayas relajando tu mente con frecuencia, mediante la continua evasión hacia la fantasía que te proporcionará el hecho de dejar de escribir por un momento e imaginar algo fantástico durante unos segundos.

Alguien se podría estar preguntando todavía: ¿Por qué y para qué se hacen entonces los mapas mentales?

La respuesta es sencilla:

a) Para mejorar y acelerar el conocimiento estructural de cada uno de los temas.

b) Para el proceso global de la memorización. Tras memorizar un mapa mental tendrás algo así como una chivatilla en la cabeza que te facilitará la memorización de su resumen correspondiente, pues conocerás muy bien sobre qué trata la idea principal y las secundarias. Es algo así como si alguien te fuese diciendo: ¡Háblame de esto! ¡Y ahora de esto otro!

c) Para los futuros y necesarios repasos que tendrás que hacer. Pronto descubrirás que son una excelente herramienta para esta labor.

MEMORIZACIÓN DE LOS MAPAS MENTALES

PRIMERO memorizaremos los **mapas mentales** antes que los resúmenes, pues siempre se estudiará partiendo desde las estructuras más amplias y menos profundas hasta llegar finalmente a la información más minuciosa y compleja, la cual la hallaremos en los resúmenes. En otras palabras, iremos profundizando poco a poco, a medida que nos lo permitan los propios conocimientos del tema que vayamos adquiriendo.

Recuerda que deberemos aprender antes que nada la estructura de cada tema: sus partes principales y sus divisiones; su esqueleto, en definitiva. De ahí la necesidad de confeccionar estos mapas, los cuales nos permiten ver a golpe de vista todo el tema a la vez. Después vendrá la memorización progresiva de los datos más profundos y complejos que figuren en el resumen.

Que no os preocupe invertir tiempo en el estudio de los mapas mentales (realmente un mapa se memoriza en solamente uno o dos minutos). Que se os quede bien su diseño fotográfico.

IMPORTANTE: Estos mapas mentales, tal y como te los estoy enseñando, son muy distintos a los dibujos, esquemas o incluso otros mapas que algunos autores recomiendan, y cuyas formas de confección (bastante distintas a las de los míos), unidas al diferente trabajo que hay que realizar sobre ellos, producen que, en definitiva, sean claramente inferiores en eficacia a los que estás conociendo aquí.

La **unidad de memorización**, o, lo que es lo mismo, los primeros datos que deberemos memorizar en los mapas mentales, serán cada uno de los títulos que habremos marcado con el rotulador fosforito de *color azul,* por representar estos los conceptos más amplios. En otras palabras, nos aseguraremos de que podemos repetirnos mentalmente las partes principales que componen el tema en cuestión. Solo el nombre de los títulos, sin profundizar en la información que contienen.

Seguidamente nos centraremos en el primer título del tema rotulado en color azul, y memorizaremos sus apartados marcados con el *color rojo* (si los hubiere) y, al igual que hicimos anteriormente, solo memorizaremos los títulos marcados con ese color, sin más detalles.

Una vez conocemos los nombres de todos los apartados rotulados con color rojo existentes en el mapa, haremos lo propio con los subapartados de *color verde* que contenga cada uno de los apartados anteriores. Como puedes observar, memorizaremos siempre de mayor a menor rango.

Después memorizaremos entero, con toda su información, el primero de los apartados de color azul del mapa mental, **leyéndolo las veces que sea necesario** (una mente entrenada necesita hacerlo realmente muy pocas veces) **y repitiéndolo para nosotros mismos en voz baja**, al principio usando nuestras propias palabras, y poco a poco empleando un lenguaje cada vez más técnico.

A continuación, y acto seguido, deberemos comprobar, mirando el mapa mental, que hemos memorizado su estructura y que somos capaces de comprenderlo y de razonarlo.

Nos aseguraremos también de que hemos memorizado a la perfección cuantas asociaciones de datos puros hayamos escrito en el mapa mental.

Cuando hayamos memorizado un mapa, lo cual nos llevará solamente unos minutos de tiempo, ya lo tendremos listo para su siguiente fase: el repaso.

Únicamente empezaremos a memorizar los resúmenes cuando hayamos comprobado que hemos memorizado a la perfección todos los mapas mentales. **Esta es la norma general** a la que habrás de acogerte inicialmente, aunque con el tiempo, y a medida que te vayas volviendo más experto, habrán que ir modificándola. Pero eso lo veremos después, cuando tratemos el modo de memorizar los resúmenes.

MEMORIZACIÓN DE LOS RESÚMENES

Ya hemos dicho que en primer lugar se memorizan los mapas mentales, lo cual nos supondrá muy poco esfuerzo y será una tarea bastante sencilla para nosotros. Una vez conocemos bien dichos mapas, procederemos a memorizar los resúmenes.

Para memorizar los **resúmenes,** leeremos estos usando la técnica de lectura fotográfica (como ya deberíamos hacer siempre) dos o tres veces seguidas (o las veces que sea necesario), sin prisas, razonando lo que vamos leyendo y, por supuesto, deteniéndonos cada vez que no comprendamos algo.

Procederemos así con todos los apartados cuyos títulos estén rotulados en *color azul,* hasta que se nos quede bien su **idea principal.** Recuerda que no debemos intentar memorizar al principio todos los detalles del tema, sino que, por el contrario, iremos profundizando en estos poco a poco con cada repaso.

Iremos leyendo así todo el tema, intentando comprender y razonar el texto que hay en cada uno de los apartados de color azul y asociando de manera inverosímil todos los datos puros que nos vayamos encontrando, los cuales deberemos ir escribiendo a la vez en el margen derecho del folio. No entraremos aún en las partes del tema rotuladas con los otros colores fosforitos (rojo y verde), ya que estas pertenecen a partes más minuciosas y complejas.

Una vez conocemos la idea general de cada parte del tema que pertenece a un título rotulado con color azul, empezaremos a trabajar, de igual modo, con la información contenida en los apartados marcados en color rojo. Seguiremos el mismo proceso de memorización que empleamos anteriormente, sin entrar todavía en el texto que esté incluido bajo un apartado de color verde, por significar estos una parte aún más profunda del tema.

Finalmente, y cuando ya no quede texto en los apartados de color rojo cuya idea general no hayamos memorizado, procederemos de la misma manera con los apartados de color verde.

Debemos comprobar, tras leer dos o tres veces un apartado o subapartado (independientemente del color que pueda tener su título), que hemos logrado captar su idea principal. Tras estas lecturas iniciales nos iremos contando mentalmente a nosotros mismos la idea principal que contengan y, al igual que hicimos con los mapas mentales, cada vez lo haremos de manera más técnica y precisa.

Pensad que *la velocidad de lectura* será desigual al principio, pues habrá que ir razonando parte de la información que vayamos leyendo (aunque esto es algo que se debe hacer en el momento de confeccionar el resumen) con las subsiguientes paradas de tiempo para ello. En lecturas sucesivas, y una vez hayamos comprendido bien el tema, dicha velocidad adquirirá entonces su máxima expresión.

Memorizaremos **los datos puros que contenga el resumen** mediante asociaciones inverosímiles, tal y como explicamos con anterioridad, y recordad que se escriben, tras su símbolo, en el margen derecho dejado a tal efecto. Quizá hiciste esta labor a la vez que confeccionabas el resumen (algo bastante aconsejable), antes de hacer los mapas mentales. En este caso cerciórate de que te las sabes bien.

Importante:

Te recuerdo que no debemos intentar memorizar todo el resumen de una sentada. Al principio bastará con la **idea general ampliada** (la idea principal + ciertos detalles no complejos), debiendo prescindir momentáneamente de las partes más complicadas. Es mejor abordar estas cuando se domine el tema a nivel general.

Al igual que, gracias a los mapas mentales, pudimos conocer la idea general de un tema, la idea general ampliada es la información que vamos a asimilar en la primera memorización de los resúmenes (realmente esta es la fase de memorización propiamente dicha), y cuya profundidad comprende hasta el momento en que somos capaces de conocer y saber exponer la idea principal de cada uno de los apartados de color verde (sin entrar en nuevas subdivisiones, si las hubiere).

Esta idea general ampliada equivaldría, por poner un símil, a los conocimientos y experiencias que, entusiasmados, relatamos a nuestros familiares y amigos cuando venimos de hacer un viaje de vacaciones.

Cuando hayamos memorizado la idea general ampliada de un tema, daremos por finalizada la fase de memorización del resumen, y entraremos en la tercera y última fase: el repaso.

Por ello, la acción de memorizar y la de repasar van a ir unidas de la mano y no las podremos separar. Hablaremos realmente de *memorización-repaso,* pues tal y como he dicho, y lo vuelvo a repetir, es de suma importancia:

Se irán memorizando nuevos datos en los sucesivos repasos, en los que a la vez consolidaremos los que ya memorizamos en los repasos anteriores.

Esta norma de memorizar en sucesivos repasos es la mejor forma posible de hacerlo, tanto *técnicamente* (pues memorizaremos lo más complejo al final, cuando ya tengamos los bastantes conocimientos del tema para ello), como *psicológicamente,* ya que cuando estemos por primera vez delante del resumen intentando memorizarlo, nos sentiremos muy cómodos en cuanto a que no tendremos ninguna presión psicológica, ni de ningún otro tipo, al no exigirnos memorizarlo entero, al ir a memorizar solo aquellos datos que veamos más superficiales y sencillos, aquellos que nos apetezca memorizar porque los consideremos más fáciles o atractivos, dejando el resto para otros momentos posteriores de más memorización-repaso.

Cuando el alumno ha asimilado bien estas técnicas de memorización y tiene ya la suficiente experiencia en la materia, comprobará gratamente que puede llegar a memorizar los resúmenes (o la mayor parte de ellos) incluso a la misma velocidad que los va confeccionando, de forma que, cuando vaya a hacer el mapa mental, ya conocerá el tema y sabrá exponerlo correctamente y con cierta profundidad.

La excepción reside en que sabrá *cuando el alumno no tiene aún un mínimo de práctica* deberá acogerse a la norma general, que es memorizar primeramente el mapa mental y luego el resumen, exactamente el orden inverso a su confección.

Poco a poco, y a medida que vaya notando cómo se va quedando más fácilmente con los datos de cada tema, deberá ir cambiando su estrategia inicial por la de memorizar a la vez que va construyendo su resumen, pues la eficacia de esta forma de trabajo es enorme y le reportará sin duda una importante ganancia de tiempo, ya que con la práctica memorizará casi sin darse cuenta, de manera inconsciente, lo que le supondrá además un importante ahorro de esfuerzo y de energías, una mejora en su concentración y una euforia psicológica cuando compruebe cómo le cunde estudiar así.

Pero nuestro aprendizaje a estudiar tiene sus etapas, como todo en la vida, así que centrémonos otra vez en el principio y prosigamos.

A continuación vamos a memorizar juntos un tema cuyos datos te serán por completo desconocidos. Es mucho mejor que sea así, pues nos permitirá poder comprobar realmente la eficacia de nuestras técnicas.

Cuando termines y entiendas bien cómo se trabaja y se memoriza el tema del ejemplo, te recomiendo que te pongas manos a la obra y que practiques estas técnicas con algún otro tema tuyo, para que poco a poco vayas ganando en soltura y en seguridad.

Te voy a pedir, por favor, que seas detallista al comenzar y que no corras. Debes observar cuidadosamente todos los pasos a seguir. ¿De acuerdo?

MEMORIZACIÓN DEL TEMA DE EJEMPLO

Como sabes, en nuestro proceso de estudio teníamos que pasar por *tres fases:*

1.ª **Confección del temario personal (resúmenes y mapas mentales).**
2.ª **Memorización.**
3.ª **Repaso.**

Lo primero que necesitamos ahora es un tema inicial (tema bruto o tema madre). Con el fin de que no haya ningún alumno con más ventaja que otro, los datos del tema que vamos a memorizar a continuación son completamente ficticios. Dicho tema trata acerca de una supuesta civilización en otro planeta.

Pero antes de nada vamos a hacer una **primera práctica** muy importante. Para ello coge un bolígrafo, tres o cuatro folios y un cronómetro. ¡Vamos!, te espero...

Acto seguido, tranquilamente y escribiendo a velocidad normal, copia con tu bolígrafo el tema que verás expuesto a continuación (en letra negrita) y cronometra el tiempo que inviertes en ello.

Es muy importante, con vistas a los exámenes de desarrollo, saber cuál es nuestra velocidad de escritura. Ten en cuenta que la caligrafía debe ser de buena calidad, sin faltas de ortografía, y que debe poder entenderse sin ninguna dificultad. Además, hay que procurar desarrollar el examen con claridad de ideas y de forma amena y desenvuelta, entrelazando los datos entre sí con coherencia y de manera lógica.

Este tema ocupa aproximadamente cuatro folios por una cara, o lo que es lo mismo, unos *40 minutos de exposición* real con una velocidad de escritura normal. Como escribirás más deprisa que si estuvieses haciendo un examen, pues solo tienes que copiar, no hace falta que pienses, tardarás unos 32 minutos (más o menos) en terminar de copiarlo si tu velocidad de escritura está en la media.

EL PLANETA TX-3096

Se trata de un alejado mundo, invisible desde la Tierra, pero del cual tenemos ciertos conocimientos gracias a la información que nos ha sido proporcionada por unos seres extraterrestres que descendieron hasta nuestro planeta el día 6-4-1987.

Nos dijeron que su mundo está mucho más adelantado que el nuestro y, por estimar una cantidad, esta podría estipularse en unos 2.500 años de diferencia aproximadamente.

La organización general es bastante similar en casi todas las cosas. El mencionado planeta, que se encuentra a una distancia de 85 años-luz de nosotros, está habitado por unos seres muy pacíficos y trabajadores y, según nos contaron, tiene un cierto parecido físico a nuestro planeta Neptuno, pues su tamaño, de 48.000 kilómetros de diámetro ecuatorial, es equivalente al de nuestro vecino del sistema solar.

Su sistema sanitario está también muy adelantado, al igual que el resto de los sistemas allí existentes.

El personal médico se distingue por tener unos brazaletes colocados en su brazo derecho, que los identifican y a la vez los diferencian del resto del personal sanitario por su color.

De este modo:

— El oculista lleva un brazalete negro.
— El cardiólogo lo lleva de color rojo.
— El otorrino de color verde.
— El cirujano de color amarillo.
— El masajista de color blanco.
— Las enfermeras de color azul.
— Los camilleros de color marrón, etc.

Los pacientes, en cambio, llevan un collar que, también mediante el uso de colores, muestra el estado de gravedad de su enfermedad:

— Los enfermos muy graves llevan un collar de color gris.
— Los menos graves lo llevan de color azul.
— Los más leves de color amarillo.

El transporte puede ser urbano (en la misma urbe), interurbano, intercontinental (entre los cuatro continentes que lo forman) e interespacial, nada menos que hasta los cuatro satélites habitados que posee, y cuyos nombres son: Preston, Galias, Rota y Eulen, mencionados por orden desde el más cercano hasta el más lejano.

El comercio, igualmente, es muy sofisticado y, aunque pareciese hacernos pensar lo contrario, tiene también una unidad monetaria que se conoce con el nombre de moderio. Solamente hay monedas de una, de diez y de cien unidades, excepto en el continente más rico, Copoal, que además cuenta con monedas de mil moderios.

Los demás continentes se distinguen por otro tipo de características propias. Vitalia, por ejemplo, es extremadamente frío, lo cual lo hace casi inhabitable, y Extradivarius es el continente más pobre en comparación con los demás, aunque la pobreza en aquel planeta es relativa y sus habitantes tienen cubiertas todas sus necesidades de manera extraordinaria.

Dichos habitantes se comunican entre sí por medio de telepatía, estando prohibida cualquier otra forma de comunicación, pues podría producir interferencias en algún otro sistema existente en aquel mundo.

El planeta TX-3096 está gobernado por una especie de rey, el cual está asesorado por cinco miembros, de los cuales cada uno ejerce su acción en un determinado continente, excepto en el más extenso de ellos, Ossen, pues, debido al descomunal tamaño que posee, dicho continente cuenta con la existencia de dos asesores.

El clima tiene tres zonas bien delimitadas, estando situada la parte más fría en el sur, donde se encuentran Vitalia y Extradivarius. La parte más cálida corresponde a la zona céntrica del planeta, donde está situado el continente llamado Ossen. Finalmente, nos encontramos con la zona más templada en la parte norte, lugar donde se ubica el último de los continentes: Copoal.

La vegetación está compuesta principalmente de pinos gigantes en el sur, concretamente en Extradivarius. En el norte abundan las encinas verdes, y en la zona centro del planeta crecen unos extraños tipos de árboles que se conocen con el nombre de robles ácidos.

El resto del planeta, es decir, lo que une y entrelaza a los cuatro continentes entre sí, es un enorme océano de agua salada, casi estancada, pues no existe ningún oleaje debido a la ausencia de viento en su atmósfera, a la falta igualmente de movimientos sísmicos o de fallas, y principalmente por la poca profundidad que tiene el agua en cualquier punto de dicho océano, menos de cien metros. No es de extrañar que a dicho océano se le suela conocer popularmente con el nombre de «El Lago de la Tranquilidad».

Políticamente destaca la ausencia de leyes en «TX», pues el nivel cultural de toda la gente, así como su exquisita educación, las hacen innecesarias. Por este motivo, la figura del rey es poco más que decorativa. Todas las gentes poseen la misma ideología y, debido a ello, no existe ningún partido político. Tampoco hay cárceles ni juzgados, ni nada que se le parezca. Todo eso pertenece a otra época remota y ya pasó a la historia hace muchos cientos de años.

Por último, es de destacar que la media de estatura de sus habitantes está en torno a los dos metros justos, tanto para los hombres como para las mujeres, aunque estas tienen la cabeza más pequeña y su figura nos recuerda a la de un triángulo equilátero con el vértice apuntando hacia abajo. Los hombres tienen, en cambio, un cuerpo muy longitudinal y no poseen ningún otro rasgo físico notable, excepto su cabeza y sus manos, las cuales destacan por poseer un tamaño desproporcionadamente grande.

* * * *

Bien. Ahora ya debes conocer tu velocidad de escritura, y gracias a ello podrás obrar en consecuencia, cuando tengas que desarrollar un examen por escrito, a la hora de prepararte tus resúmenes adaptados al tiempo de exposición que te dejen en dicho examen.

Como verás, en este tema he respetado bastante la norma de usar los «puntos y aparte» al cambiar de idea. No obstante, está, al igual que la mayoría de los «temas en bruto», bastante desordenado, aunque no lo parezca a primera vista. Baste ver, por ejemplo, que habla de la figura del rey, luego del clima y después vuelve a hablar otra vez de política. O que la presentación de las características físicas de los extraterrestres se hace al final del tema (lo cual parece una especie de «pegote»), y no al principio, que es cuando nos lo pide nuestro instinto de conocer cosas interesantes, especialmente cuando estas son tan gráficas y despiertan mucha curiosidad.

Ahora haz tu resumen del tema. Ordénalo con más lógica, lo cual influirá de manera decisiva en la comprensión y en la posterior velocidad de memorización. Depúralo y quítale toda la paja que encuentres, pues no te proporcionará ninguna información, pero, eso sí, respeta todos sus datos puros.

Cuida el espacio del margen derecho para escribir, con el bolígrafo azul, todas las asociaciones inverosímiles, y recuerda utilizar otro, de color negro, para el desarrollo del resumen propiamente dicho. No olvides colorearlo después con los rotuladores fosforitos.

Cuando lo hayas terminado, ¡y solo cuando esté terminado!, puedes ir a la página siguiente para contrastarlo con el mío.

Aunque tiene una fácil comprensión y un buen entendimiento, en él hay muchos datos puros, y es precisamente aquí donde reside su dificultad para los otros estudiantes (a ti no te cuento), pues ellos no sabrán cómo memorizarlos.

¿Hiciste ya tu resumen? Bueno; en ese caso, échale un vistazo inicial al mío y, si quieres, acto seguido pasamos a memorizarlo juntos.

En la página a color encontrarás una parte de este resumen coloreada, para que veas la aplicación de los rotuladores fosforitos.

EL PLANETA TX-3096
(Resumen)

Es un planeta de 48.000 kilómetros de diámetro (similar a Neptuno) y distante 85 años luz. Nos llevan 2.500 años de adelanto.

Sus habitantes nos visitaron el 6-4-1987. Todos miden dos metros. Las mujeres parecen triángulos equiláteros con el vértice hacia abajo. Los hombres son longitudinales con enormes manos y cabeza.

Son muy pacíficos y trabajadores y están gobernados por un rey («decorativo») quien se asesora por cinco miembros (uno por continente). Se comunican por telepatía (otros métodos quedan prohibidos por crear interferencias).

Su gran cultura, educación y única ideología (no hay ningún partido político) hace innecesaria la existencia de leyes, cárceles o juzgados.

- SANIDAD:

a) *Médicos* (Llevan brazaletes de colores en el brazo derecho):

— Otorrino: **Verde.**
— Cirujano: **Amarillo.**
— Cardiólogo: **Rojo.**
— Oculista: **Negro.**
— Masajista: **Blanco.**
— Camillero: **Marrón.**
— Enfermera: **Azul.**

b) *Pacientes* (Un collar anuncia su gravedad):

— Leves: **Amarillo.**
— Menos graves: **Azul.**
— Muy graves: **Gris.**

- TRANSPORTE: Desde urbano hasta ir a sus cuatro satélites:

Preston, Galias, Rota y Eulen (por orden de proximidad).

- GEOGRAFÍA: Sus cuatro continentes se distribuyen así:

— En el Norte (Zona templada): *Copoal* (Rico). Encinas
  verdes.
— En el Centro (Zona cálida): *Ossen* (Extenso. Dos asesores):
  Robles ácidos.
— En el Sur (Zona fría): *Vitalia* (Más frío. Casi inhabitable)
  y *Extradivarius* («pobre»). Pinos gigantes.

TX está bañado por un *océano de agua salada* sin oleaje
(«Lago de la Tranquilidad»), pues no hay viento, fallas ni
movimientos sísmicos, y su profundidad es menor de 100 metros.

- El *Moderio* es su unidad monetaria. Hay de 1, 10 y 100
unidades. Copoal tiene además monedas de 1.000 moderios.

MEMORIZACIÓN DEL RESUMEN DE EJEMPLO

Como este tema está lleno de datos puros, la asociación inverosímil de estos supondrá prácticamente la memorización de todo el tema.

Lo primero que debemos hacer es *fijarnos en su título* con detenimiento. Imagínate por un momento que en tu temario tuvieses varios planetas más (en otros temas distintos) y que cada uno de ellos tuviese sus propias características particulares.

Sin ningún género de dudas, sería una experiencia sumamente desagradable (que seguro le ha pasado a la mayoría de los estudiantes) que en un examen te hiciesen una pregunta de un tema en concreto, y tú, sabiéndote la respuesta perfectamente, confundieses sus características con las de otro tema similar y, pese a conocer las de ambos temas, no supieses en este caso, por ejemplo, si estás hablando del planeta «TX-3096» o del planeta «TV-2084», por citar otro nombre planetario parecido. ¿No te ha sucedido esto alguna vez?

Desde luego que si en tu temario no hubiese más planetas, no podrías equivocarte en tu exposición, pero en este caso supondremos que sí hay más planetas, pues tienes un importante examen sobre astronomía y vida en otros mundos.

Con ello quiero complicarte aparentemente un poquito más la memorización de este tema. Cuando digo aparentemente es porque, en realidad, comprobarás que está, tal y como se dice en estos casos, «chupao» de memorizar, y que no podríamos confundirnos en ningún caso con los datos de otros planetas que formasen el resto del temario, pues te enseñaré a hacerlo de la manera más eficaz y segura posible, ¡ah!, y bonita, desde luego. Vamos a reducir nuestro margen de error en este caso, si te parece bien, al 0,0 %.

Si ya te encuentras preparado o preparada, empecemos, pues, a pasarlo bien y a vivir un rato muy agradable. ¡Que lo disfrutes!

«TX» me sugiere la palabra «taxi», y su número de identificación, «3096», podríamos transformarlo en la palabra «mariposa», por ejemplo. ¿Recuerdas la forma de transformar los números en letras?

111

	3		0		9		6
					V		S
	M		R		B		Z
					P		

Colocadas las letras en esta disposición es bastante sencillo encontrar alguna palabra, o semifrase, que englobe por orden todas las letras que van a sustituir al número de identificación del planeta.

De las columnas verticales debes escoger una sola letra de entre las posibles, y en este caso se ve enseguida que podemos formar la palabra «mariposa». Si no pudieses encontrar ninguna palabra, no dudes en echar mano del diccionario para ayudarte. En cualquier caso, siempre podrías, a las malas, usar el casillero mental para salir del apuro y enlazar así: «taxi-mar-vaso», siendo «mar» y «vaso» las palabras que obtendríamos aplicando nuestro casillero al diagrama anterior.

> ¿Qué tal un *taxista* que ha caído con su coche en el *mar* y está intentando achicarle el agua con un *vaso*?

Bien, en este caso nos quedaremos con «taxi» y «mariposa».

> Veamos una ciudad con sus calles llenas de enormes «mariposas-taxi» que van volando a baja altura. La gente levanta un brazo para llamarlas y las «mariposas-taxi» se arriman entonces a la acera. Sin dejar que se paren, los solicitantes montan en ellas de un salto.

Fíjate bien ahora. Las palabras que sustituyen al título «taxi» y «mariposa» nos harán de comodines para evitar que nos confundamos de tema. Como estas dos palabras serán exclusivas de este tema, siempre sabremos que nos estamos refiriendo al planeta «TX-3096» y no a otro, cuando nos salga una palabra de ellas (taxi o mariposa) en una asociación inverosímil.

Ahora deseo que visualices, fijándote solamente en las palabras subrayadas y sin preocuparte por nada más, una escena realmente espectacular:

El *taxista* tiene un *coche* de *tres ruedas* (triangular como una «mariposa»). Es un «*anciano*» y, como es un *chulo*, circulando por el río *Nilo* (como en un taxi-lancha) da un acelerón y lo pone a *dos ruedas* para ir «adelantando» a otras lanchas.

Observa:

— Que el taxista sea un «*anciano*» y un *chulo* nos hará recordar el dato de que el planeta se encuentra situado a «85 años» luz.
— Un *coche* de *tres ruedas* es la traducción de «48.000» kilómetros de diámetro, porque 48 es «coche» en nuestro casillero y los tres ceros son sus ruedas. Recuerda que era una lancha triangular.
— En el río *Nilo*, a *dos ruedas*, es «2.500», los años de adelanto que nos llevan, pues 25 es «Nilo» en nuestro casillero y los dos ceros equivalen a las dos ruedas, que es como queda la lancha tras empatillarse por el acelerón que le da el taxista para ir adelantando a otras lanchas.

Por otro lado, el tema nos dice que: «Sus habitantes nos visitaron el día 6-4-1987». Lógicamente, como la fecha es un dato puro, tendremos que traducirla mediante la creación de otra asociación inverosímil.

Para traducir el año de una fecha de la manera más eficaz y económica, haz siempre lo siguiente:

a) Si ese año pertenece al siglo XX, toma solamente los dos últimos dígitos. Por ejemplo, «87» de «1987».
b) Si el año pertenece al segundo milenio, 1001-2000, escoge los tres últimos dígitos. Por ejemplo, «475» de «1475».

Según el consejo anterior, la fecha en que nos visitaron los extraterrestres, 6-4-1987, quedaría reducida a buscar una palabra que sustituya al número «6487». Realmente, para las fechas no necesitamos el casillero, pues no hay que ordenar ninguna información. No obstante, vamos a usarlo en este caso a medias, pues no veo ninguna palabra que sustituya al número «6487».

Podemos obtener «saca» (del verbo sacar) y «chufa» (horchata). No importa que sean o no palabras del casillero. Lo que importa es que como estos extraterrestres, aparte de ser muy trabajadores, son muy pacíficos, el jefe de ellos le dijo a su ayudante al vernos:

> «¡Saca chufa!» Y acto seguido sacaron unos vasos de horchata de chufa para invitarnos y demostrar así que venían en son de paz.

Pero ahora sucede que, en un futuro, podríamos no saber con seguridad si esa es la fecha de llegada de los extraterrestres del planeta TX-3096, o si bien es la de otros seres procedentes de un planeta distinto.

Para evitar estas terribles confusiones, incluiremos en la asociación inverosímil alguno de nuestros comodines: «taxi» o «mariposa», el que prefieras de los dos. También nos valdría el anciano «taxista», pues ya lo hemos usado en una asociación inverosímil al comienzo del tema, y desde luego tiene mucho que ver con un «taxi». Por ejemplo:

> Cuando todo el mundo va a beberse la horchata llega el viejo taxista. Amenazando con su garrote (nos ayudará a visualizar que es viejo) le quita a alguien su refresco y, con su pajita, intenta echar la blanca horchata en el depósito de su taxi, como si fuese gasoil.

El apartado «**Sanidad**» lo haces ahora tú solo, pues es muy sencillo y ya te vas convirtiendo en un Alumno Avanzado. Para ello tendrás que sustituir la *especialidad* del médico y el *color* de su brazalete por algo que te los sugiera, y después crear con ambas cosas una asociación inverosímil.

Por ejemplo: un ojo y un oído para el oculista y para el otorrino, respectivamamente. Para los colores podría valerte visualizar un policía local, para el color azul, y un oso polar para el blanco. ¿Te lo imaginas dando un masaje con sus afiladas garras? Lo mismo deberás hacer con los *pacientes* y con los colores de sus *collares*.

Vamos a memorizar sus **cuatro satélites** por orden, desde el más cercano al planeta hasta el más lejano. Para ello quiero que digas y visualices la frase siguiente:

> Voy *presto* (rápido) a las *Galias* (Francia) porque la torre Eiffel está *rota* y amenaza caerse. Como no sé ir, van tirando de mí unos sabuesos que *huelen* el terreno.

Comprueba cómo las palabras en cursiva sustituyen eficazmente a los nombres de los satélites. El hecho de que sea la torre Eiffel la que amenaza caerse me sugiere Francia (las Galias). Pero ¿cómo sabremos para el futuro que estos satélites son los del planeta «TX-3096» y no los de otro planeta cualquiera?

Pues es muy sencillo. Sucede que, cuando llegamos a París, vemos que la famosa torre no se está cayendo realmente porque esté rota, sino porque:

> El dichoso taxista la está apalancando con su garrote.

A continuación podemos asociar los **continentes** de esta manera:

> *Vitalia* es el más frío. Por eso la gente necesita tener más «vitalidad», para ir corriendo a los sitios y no helarse por el camino.
>
> Imagina que los taxistas abuelos son los que más corren y los que más vitalidad poseen, para asegurarte así de que este continente pertenece al planeta TX-3096 y no a otro distinto.
>
> *Copoal* el más rico. Las «copas» de oro de sus habitantes resplandecen.
>
> Igualmente, y para no confundirnos de planeta, podríamos ver a los viejos taxistas robando a garrotazos las copas de oro al resto de la gente.

¡Uf! Espero que me perdonéis los taxistas que leáis este libro. Un saludo para todos vosotros y, ¡ejem!, gracias por vuestra ayuda.

> *Ossen* es el más extenso, pues su mismo nombre nos lo está diciendo: vale por «dos» («*Dossen*»).
>
> *Extradivarius* es el más pobre. Sus habitantes necesitarían cobrar pagas «extra» para poder sobrevivir y no divagar tanto.

Otras asociaciones muy eficaces, aunque en menor medida, se producen simplemente al subrayar o marcar en el propio resumen las iniciales de las coincidencias. Siempre lo haremos con el bolígrafo azul, para no confundirnos y ver en el acto que lo que hemos señalado se trata de una fantasía.

Por ejemplo:

> El continente más *P*obre tiene *P*inos gigantes.
>
> En el *C*entro está el continente más *C*álido y tiene robles *ác*idos (en este caso hemos invertido «ca» y «ac».

Unas últimas asociaciones

> Los hombres tienen grandes las manos y la cabeza porque acostumbran a llevar los vasos de horchata, para sus visitas a otros mundos, en esas partes del cuerpo. Así no necesitan bandejas (visualízalos haciendo equilibrios).
>
> Las *muj*eres tienen forma triangular, precisamente como una *mari*posa (o como media *mari*posa).

El resto de las asociaciones que faltan para completar la memorización de los datos puros puedes hacerlo tú solo, aunque no tienes por qué hacerlo ahora. Podrías hacerlas mejor otro día, en un segundo repaso-memorización.

Lee a continuación el resumen tres o cuatro veces usando tu técnica de lectura fotográfica, pero sin correr, apuntando con un bolígrafo. Haz y revive nuevamente todas las asociaciones que hemos hecho. Escríbelas con tu bolígrafo de color azul en el margen derecho (recuerda hacerlas siempre tras el símbolo que hayas elegido). Como serán muchas, si no te caben en el margen del resumen puedes utilizar la cara posterior del folio o usar otro nuevo.

Después confecciona el mapa mental del tema.

En teoría deberíamos hacer el mapa mental antes de memorizar el tema, pero como las asociaciones nos salen deprisa (¿verdad que sí?) y este tema tiene **bastante densidad** (proporción alta de datos puros), se pueden hacer muchas de ellas antes que el mapa.

Te voy a pedir que intentes acordarte de él mañana mismo. Intenta recitarlo y prueba luego otra vez, al paso de una semana, a ver qué sucede.

Para terminar vendría el **REPASO** del resumen.

3.º EL REPASO

Los primeros repasos, llamados *repasos iniciales*, se **solapan con la fase de memorización**, es decir, a la vez que se repasan los datos ya memorizados, y que constituían la idea general ampliada del tema (lo que acabamos de hacer con el tema del planeta anterior), se produce una nueva memorización de los datos complementarios a esa idea general ampliada, los cuales habíamos dejado pendientes de memorizar y son más profundos cada vez.

Te recuerdo que la memorización del mapa mental de un tema nos proporciona su idea general, y la primera memorización de su resumen equivale a la idea general ampliada de ese tema, pues lógicamente memorizaremos más información de la existente en el mapa.

Con los sucesivos repasos, lo que hacemos, en definitiva, es cumplir con un doble objetivo:

a) Primeramente reforzar todos los datos que ya tenemos memorizados para conseguir así, poco a poco, que se vayan consolidando mejor en nuestra memoria.

b) Profundizar en la memorización del tema un poquito más con cada uno de los repasos, incorporando a nuestro almacén memorístico, y de forma progresiva, aquellos datos que son más complejos o minuciosos y que no habíamos incluido en la primera fase de memorización, es decir, aquellos datos que debemos ir dejando hasta que el dominio del tema vaya siendo más evidentemente.

Por este motivo, la forma correcta de denominar esta fase del proceso de estudio será la de *repaso-memorización,* pues ambas actividades se desarrollan a la vez.

El repaso es una parte fundamental del estudio a la que no se le suele dar casi nunca toda su importancia. Con frecuencia se infravalora demasiado, resultando así que los datos «memorizados» no se mantienen sólidos mucho tiempo, por lo que su recuerdo puede fallarnos en el momento de realizar un examen.

El repaso es la actividad que más tiempo nos llevará realizar, por lo menos al principio, cerca del 90 % del tiempo total destinado al estudio. Debido a este motivo, se hace necesario elegir bien el momento para repasar nuestro temario, y con frecuencia será aconsejable aprovechar ciertos tiempos «muertos» del día, como los minutos de espera en una cola, en la parada del autobús, mientras recuperamos entre las series de ejercicios en el gimnasio, etc.

Vamos a exponer a continuación los distintos tipos de repasos por los que tendremos que pasar:

Repasos iniciales

Son los primeros que debemos realizar. Tras memorizar un mapa mental, lo repasaremos mentalmente y sin escribir, pues nos perjudicaría el tiempo extra que nos llevaría tal acción, diciéndonos para nuestro interior toda la información que contiene.

A continuación debe comprobarse que toda la información que hemos expuesto en nuestro repaso coincide con la contenida en el mapa mental. En caso contrario, comprobaremos lo que nos hemos desviado de él y nos corregiremos todo lo que sea necesario. Si nos atascamos en estos primeros repasos, no sucederá nada, pues nos apoyaremos en el mapa (que tendremos delante), lo que necesitemos para no quedarnos bloqueados.

Estos repasos **deben hacerse a diario**, dos veces con cada uno de los mapas mentales, pero dejando unas horas entre ambos (lo mejor es un repaso por la mañana y otro por la tarde o por la noche).

Los repasos iniciales apenas nos llevarán tiempo, y deben realizarse hasta que nuestros conocimientos sean tan sólidos y dominemos los mapas de tal modo que podamos estar un tiempo sin repasarlos. Lo normal suele ser repasarlos dos veces al día durante toda una semana, aunque habrá alumnos que necesiten más o menos tiempo, dependiendo de su técnica, de su capacidad y de la dificultad del tema.

Entiende también que realizar estos repasos iniciales durante una semana es algo estándar y que, con la práctica, el estudiante sentirá que domina los temas más pronto cada vez, lo cual se traducirá en el acortamiento progresivo de esta frecuencia de repasos. Una fuerza interior le hará sentir que conoce bien los temas y que está repasando excesivamente, con la consiguiente pérdida de tiempo que ello le estará entonces acarreando. Esta sensación es algo personal, y, por tanto, la determinación a seguir debe ser bajo el exclusivo criterio individual de cada uno.

A los *resúmenes,* por su mayor extensión, les dedicaremos un repaso al día solamente.

Recuerda que en esta semana de repasos iniciales se produce ese solapamiento al que, por su importancia, tanto he aludido con anterioridad, consistente en memorizar progresivamente los datos más profundos y complejos que quedaban pendientes, junto con el repaso propiamente dicho de lo ya memorizado.

Sucederá que iremos arrastrando cada vez más mapas y resúmenes para repasar, pues continuaremos dando poco a poco temario nuevo que, tras memorizarlo, deberá irse incorporando a la fase del repaso.

Cuando tengamos una cantidad considerable de temas en la fase de repaso y no dispongamos de suficiente tiempo al día para todo, dejaremos de memorizar y nos dedicaremos exclusivamente a repasar, tanto los mapas como resúmenes, hasta que todos ellos se encuentren sólidamente afianzados en nuestra memoria. Diremos entonces que habremos completado la **primera fase de repasos.**

Fíjate que daremos prioridad al repaso antes que a la memorización, pues sería una pena que, por no invertir unos minutos más en los citados repasos, los datos de los temas ya memorizados (y no repasados convenientemente) empezaran a «bailarnos» en nuestra memoria.

Después empezaremos una **segunda fase** de memorización-repasos, hasta juntar nuevamente el suficiente número de temas para dedicarnos solamente a repasarlos otra vez.

En los repasos de esta segunda fase no nos olvidaremos de *incluir los temas de fases anteriores* que todavía precisen ser repasados, pues si no acabarían olvidándose y habríamos hecho una mala inversión de tiempo.

Seguiremos procediendo de esta forma con todo el temario.

Podría parecerle a algún alumno que son demasiados repasos. Pues bien, sabed que son **realmente necesarios** y que, solo gracias a los repasos, podremos llegar a dominar perfectamente cada uno de nuestros temas. Por otro lado, pronto comprobaréis que el repaso solo nos llevará unos minutos de tiempo con cada tema.

Estas son las *normas generales para todo el mundo,* y por donde debería empezar todo estudiante que supiese lo que está haciendo.

Los **alumnos más entrenados necesitarán muchos menos repasos,** al igual que también necesitarán menos tiempo para leer, para memorizar y para comprender su temario.

Serán ellos mismos, mejor que nadie, los que conozcan su ritmo más eficaz de estudio, en lo que a confeccionar su temario personal, memorizarlo y repasarlo se refiere, así como la cantidad de tiempo idónea que deberán invertir en cada una de estas fases de trabajo. Lograrán todo esto dentro de un plano mucho más eficaz y profesional.

Repasos conferenciales

Tras los repasos iniciales, continuaremos repasando los temas sin necesidad de tener que disponer del temario a nuestro lado para sacarnos de un atasco en caso necesario. Realmente es este hecho el que nos indicará en qué tipo de los posibles repasos nos encontramos.

Si todavía necesitamos el temario a nuestro lado porque nos tendemos a atascar de vez en cuando, estaremos haciendo repasos iniciales, vistos anteriormente, y si ya podemos desarrollar el tema completo en nuestra mente de manera suficientemente precisa, estaremos ante los repasos conferenciales.

En los repasos conferenciales nos contaremos la información de cada tema a nosotros mismos en «**plan expertos**», como si estuviésemos en un salón de actos dando una charla o una conferencia sobre ellos, de ahí su nombre.

Es bueno intentar imaginar y sentir en nuestra mente «dicha conferencia». Tenemos que procurar vivirla como si se estuviese desarrollando realmente.

Al contrario de lo que sucedía con los repasos iniciales, ya no necesitaremos tener nuestro temario al lado para ir cotejando la información que estemos «conferenciando» con la que tenemos en nuestros resúmenes y mapas mentales, aunque es conveniente contrastarla más tarde, por la noche a ser posible, para verificar la exactitud de nuestros conocimientos.

En los repasos conferenciales dejaremos de distinguir definitivamente entre resúmenes y mapas mentales. Simplemente nos limitaremos a exponer toda la información contenida en el tema, aunque bien es cierto que la ayuda fotográfica que nos reportará el recuerdo de los mapas mentales nos podrá servir inicialmente a modo de guion para la exposición de la información.

Los repasos conferenciales se pueden y se deben realizar en situaciones de **forzosa inactividad mental** del día, para ganar tiempo. En aquellos minutos libres que tendremos mientras nos encontramos esperando algo, por ejemplo en la cola de un banco, de un supermercado, etc.

Cuando lo hagas así, enseguida comprobarás que esta forma de repasar, además de resultar muy agradable, impedirá que te aburras.

Recuerda que se pueden repasar los temas por el orden que se prefiera.

Con los sucesivos repasos dominaremos tan bien el temario que ya no nos hará falta contrastarlo por la noche. Estaremos seguros de haberlo memorizado correctamente y de su total comprensión. Nos encontraremos entonces en la última fase, la de los repasos conferenciales finales.

Repasos conferenciales finales

Al llegar a esta fase, solamente el estudiante puede decidir la futura frecuencia de sus repasos. En principio sería el momento de dejar de repasarlos hasta acabar con todo el temario, o al menos por un periodo de tiempo suficiente que le permita dedicarse mayormente a otros temas que lleve más atrasados.

En los repasos de los resúmenes y de los mapas mentales **no deberemos escribir nunca.** El motivo es que eso constituiría una mala inversión de tiempo. Las personas que acostumbran a repasar escribiendo deberían eliminar ese mal hábito, pues va en detrimento de su eficacia en el estudio. Si a nivel personal piensas que necesitas escribir porque te falta concentración mental, ya la cogerás día a día y con un mínimo esfuerzo, gracias al sistema de estudio activo, divertido y sumamente eficaz que te estoy mostrando.

Solamente es aconsejable escribir al final, si tenemos que realizar exámenes de desarrollo. El momento más propicio para ello será cuando dominemos bien todos los temas y tengamos que confeccionar nuestro temario personal adaptado al tiempo de exposición. De esta forma conseguiremos ganar fondo y soltura escribiendo.

Repasos-lectura

Es el último tipo de repasos existente, el cual podremos incluir siempre que lo deseemos.

Este repaso es conveniente hacerlo con cierta frecuencia al principio, y sobre todo con los resúmenes. En realidad, con los mapas mentales prácticamente no hace falta.

También será el más indicado, realmente el único indicado, cuando falten solamente dos o tres días para un examen de oposición que se haya estado preparando durante un largo periodo de tiempo.

También puede repasarse así todos los días que estemos algo cansados para realizar otro tipo de esfuerzo mental distinto, pero ¡ojo!, ¡cuidado con los excesivos días malos!

OTROS CONSEJOS FINALES

Cuando te atasques en algún tema, debes pensar que casi siempre será por **falta de comprensión**. Este problema debería haber quedado solucionado al principio, cuando confeccionamos los resúmenes.

Tenemos que estar seguros de dominar al final el temario **como expertos**, para que, por muchas vueltas que puedan darles a las preguntas en los exámenes, sobre todo en los de tipo test, no nos pillen nunca desarmados.

Con un poco de **entrenamiento mental** nos moveremos por el temario con toda comodidad, velocidad y nitidez.

A los opositores debo insistirles en que puede serles muy interesante **ampliar su temario** por otros medios, como, por ejemplo, en la biblioteca, buscando en enciclopedias, en libros diversos, viendo películas que guarden alguna relación con el temario (interesante, ¿no?), a través de documentales, etc.

Para ello, y en el caso de ampliar mediante libros (que es lo más frecuente), simplemente bastará con leer dos o tres veces la información elegida para añadir al temario. Esta ampliación será conveniente hacerla durante tres o cuatro días, cuando se dominan los repasos conferenciales finales y muy cerca ya de la oposición. De esta manera, podrá ser retenida fácilmente sin necesidad de repasarla.

Finalmente, desde los dos o tres días antes del examen (según la extensión de nuestro temario) los repasos serán **exclusivamente de lectura**, y a ser posible de lectura relajada. Son los más indicados porque, entre otras cosas, son los más rápidos y los que menos esfuerzo mental requieren, lo que hará que vayamos al examen más descansados y con cierto «monillo» por transmitir toda la información que tenemos memorizada.

Deben repasarse (leerse) en primer lugar todos los mapas, y después todos los resúmenes. Si tenemos tiempo, daremos dos repasos a todo el temario, pero si este fuese muy extenso o nuestra velocidad de lectura no fuese aún supersónica, daremos uno solo.

Cuando ya estemos trabajando con los repasos finales, además de expertos nos sentiremos **tranquilos y relajados**. No pensaremos demasiado en el examen, porque nuestra suerte estará ya prácticamente echada.

Los opositores tendrán cuidado de reunir **todos y cada uno de los requisitos** que les vayan a solicitar en su convocatoria, tales como la documentación pertinente, certificados, etc.

De igual manera, todos aquellos opositores que tengan que superar un reconocimiento médico tendrán especial cuidado con los productos, sólidos o líquidos, que ingieren ese día y los días previos a dicho reconocimiento, para evitar subidas de azúcar, de colesterol, de la tensión arterial, etc., y en especial se asegurarán de **NO TOMAR NINGÚN MEDICAMENTO**, por mucho que en las bases de la convocatoria se afirme que en caso de estar tomando algún medicamento se aporte un certificado médico que así lo acredite y le sea comunicado al tribunal médico.

Nada de eso. Por desgracia, he visto demasiados casos de *eliminación injusta de aspirantes* de una oposición que se medicaban por prescripción médica contra una gripe, un resfriado o un ataque de tos.

De momento se los declara «No aptos», siendo después, como norma general, descalificados por ello, pese a haber informado de su situación a los médicos de los tribunales, quienes simplemente se suelen limitar a certificar una realidad encontrada en los análisis y a lavarse las manos después. La lentitud y la torpeza de la burocracia subsiguiente suele ser la guinda final que termina apeando al confiado opositor que no se ha prevenido lo suficiente y que confía en que una legalidad burocrática le pueda solucionar su papeleta.

El día del examen solamente debemos pensar en **estar relajados y en pasar un buen día**, para que de este modo nuestros conocimientos vayan fluyendo con normalidad y no encuentren ninguna traba psicológica. *¡No debemos repasar nada!*, pues lo único que conseguiríamos sería ponernos más nerviosos y nos podría venir a la cabeza la falsa sensación de que tenemos dudas de última hora, produciéndonos un estado de inseguridad o incluso de tensión nerviosa, lo que como sabes no es nada conveniente.

5

Exámenes y oposiciones

TARDE o temprano llega el momento de sacar a relucir lo que hemos aprendido, lo que hemos memorizado. Llega el momento de la competición, de demostrar que sabemos y de que sabemos que sabemos.

Aquí, nuestra psicología y nuestro control emocional desempeñarán un papel muy determinante. De poco le servirá a un estudiante el poseer unos sólidos conocimientos de algún tema si luego no fuese capaz de demostrarlo.

Vamos a acercarnos muy profesionalmente a cada uno de estos modelos de examen y a las oposiciones en sí, para conocerlos a fondo. Te mostraré los secretos que encierra cada uno de ellos.

Los exámenes, tanto los pertenecientes a los cursos académicos, a las oposiciones o a cualquier otro tipo de actividad, podemos clasificarlos, en una primera toma de contacto, en las clases o tipos siguientes:

— De desarrollo.
— Tipo test.
— Orales.
— Prácticos.
— Psicotécnicos.

Aparte de las pruebas físicas y de los reconocimientos médicos, por los que tendrán que pasar los aspirantes en algunas oposiciones.

Cada tipo de examen tiene sus ventajas y sus inconvenientes. No todos se preparan igual, así como tampoco se estudia del mismo modo para pasar un examen cualquiera que para conseguir plaza en una oposición.

EXÁMENES DE DESARROLLO

Estos exámenes pueden estar a su vez fundamentados en preguntas largas, con bastante tiempo de exposición por medio, o bien en preguntas breves, de respuestas mucho más rápidas.

En estos últimos casos deberemos ceñirnos a aquello que nos pregunten, evitando el rollo y la paja, pues si quisieran que pusiésemos más información, o que nos explayásemos en las contestaciones, nos hubieran puesto un examen basado en preguntas de mayor tiempo de exposición.

En los exámenes de desarrollo habrá que:

• Leer y releer, si es necesario, **detenidamente y con calma**, las preguntas e instrucciones del examen. Se trata de una sana costumbre que debe hacerse siempre para evitar malas interpretaciones.

• Inicialmente hay que **organizar**, en uno o dos minutos, el orden de contestación de las preguntas del examen, de manera que tendrán prioridad aquellas que más puntúen y también las que mejor nos sepamos.

• Es conveniente reservar los últimos cinco o diez minutos para un **repaso final**, si el tiempo nos lo permite.

• Es bastante mejor **escribir un poco de cada pregunta** que responder brillantemente a la mitad de ellas dejando el resto en blanco, sin contestar. Muchos estudiantes piensan que si una oposición consta de cuatro preguntas y responden dos a la perfección, ya tienen seguro un 5 como nota final. Esto realmente no es así. Generalmente hay que contestarlas todas, y bastante bien, para poder obtener esa nota y aprobar el examen, independientemente de que sea suficiente o no para obtener plaza.

• Siempre será preferible una **exposición breve**, pero clara y precisa, ajustada a lo que nos pidan, que otra abundante, poco definida, mal expuesta o confusa.

• Tened en cuenta que siempre que se **quiera escribir mucho y rápido** es más fácil ponerse nervioso y olvidar información, así como «meter la pata», cometer faltas o deteriorar en exceso la calidad de nuestra ortografía.

• Usad bastante los **puntos y aparte**, pues dan una impresión psicológica muy favorable de amplitud y de brevedad a la vez. Por otra parte, el examinador siempre agradecerá la nitidez y la facilidad para leer y corregir nuestro examen que tales puntos proporcionan, lo cual repercutirá en una impresión más favorable hacia nosotros y en un aumento de la nota final. Esta tiende a sobrepuntuarse inconscientemente. ¿No nos pasaría igual a nosotros si fuésemos los examinadores?

• Recordad que se penalizan las **expresiones pobres,** una caligrafía incompleta o poco comprensible, las faltas de ortografía y también los rodeos y la «paja».

• Al final puede ser interesante resumir la pregunta de manera breve **utilizando expresiones existentes en ella,** para demostrar así que no nos hemos desviado del tema y parecer más organizados y convincentes ante el examinador. Esta norma es aconsejable sobre todo en el caso de que nos faltase información para responder, en cuyo caso nos serviría también para un poco de relleno.

• Entrenarse con el temario escribiendo resúmenes **a mucha velocidad** para evitar un cansancio prematuro de la mano en el examen, además del molesto bloqueo conocido con el nombre de «calambre del escritor».

• Si en el examen hubiese una mezcla de preguntas tipo test y de desarrollo, haremos una especie de **sándwich** dejando las de tipo test para contestar en medio. A modo de «pan», contestaremos las preguntas de desarrollo al principio y al final del examen. Con ello conseguiremos que nuestra mano y nuestra mente puedan descansar a mitad de la prueba, así como conservar fuerzas para llegar desahogados al final de esta.

EXÁMENES TIPO TEST

El primer secreto que debemos conocer para contestar estos exámenes reside en saber que, a diferencia de los de desarrollo, **no hay que memorizar** nada de arriba abajo. Ningún texto, y mucho menos un tema. Solo los datos puros. Tampoco es necesario saber exponer nada.

El nivel de **cultura general** del alumno desempeña en estos exámenes un factor a tener en cuenta, pues le puede permitir encontrar las respuestas adecuadas gracias a otros conocimientos que ya hubiese adquirido.

Es fundamental **comprender y razonar el temario** cuando lo estamos estudiando, ya que en estos exámenes encontraremos muchas preguntas retorcidas o incluso mal planteadas, pero a las que podremos darle solución con nuestro entendimiento de su significado.

También es de suma importancia **leer todas las preguntas con detenimiento** y las veces que sea necesario. Esto último es muy importante, sobre todo para aquellas personas que dominan bien su temario y que al empezar a leer una pregunta toman carrerilla y obvian su contenido. Muchas veces, y por un exceso de confianza, caen en la trampa de la pregunta. Tras estos exámenes se oyen a veces desgraciadas expresiones de lamento similares a estas: «¿Cómo me he podido equivocar aquí...?» o «... Y el caso es que me la sabía muy bien...» o «¡Ay qué fallo más tonto he cometido!»

Cuidado aquí, pues en muchos casos *la precipitación puede llevar a la confusión.*

En ocasiones también sucede que cuando leemos la pregunta por segunda o tercera vez nos resulta muy entendible y fácil de contestar, justo lo contrario que habíamos percibido la primera vez que la ha-bíamos leído. Esta sensación nos puede pasar en aquellas preguntas que **están formuladas de manera distinta** a como las habíamos estudiado, así como también en aquellas en las que no habíamos captado su contenido por falta de atención o por falta de comprensión. Por ello, vuelvo a insistir en el entendimiento y en el razonamiento del temario como algo fundamental para pasar exitosamente este tipo de pruebas.

¿Cómo debemos contestar los exámenes tipo test?

Desde luego, empezaremos a contestar por la primera pregunta y, leyendo así, por orden, iremos contestando tranquilamente **todas aquellas que sepamos con certeza.**

Después de esta primera vuelta haremos **una reflexión:**

A) POR EL BOSQUE . Trampas:

- **Hojas secas** Ocultan agujeros. Rebajar velocidad.
- **Raíces** Son muy duras y están sólidas fijadas. Las delatan árboles (principal→ pinos y otros resinosos) a las orillas del camino.
- **Raíces de los árboles**. Aparecen de repente a baja o media altura.
- **Ramas caídas**. Pueden ser proyectadas contra los bajos y aprisionadas por las partes móviles: árbol de transmisión, ruedas y sus bujes, entre los frenos, ...
- **Matojos**. Pueden ocultar piedras.
- **Piso húmedo**
  - Niebla
  - Rocío matinal → Hacen la hierba muy deslizante.
  - Lluvia → Usaremos la tracción total.

※ El llanero está húmedo porque ellos al ser solitarios

└──┘

B) PENDIENTES MUY EMPINADAS

- **Ascenso** Tras subir a pie y verificar la consistencia del terreno, abordarla de frente, con tracción total y reductora. Si no se puede culminar, dejar regresar el veh. conectando la marcha atrás y la reductora.

- **Descenso**. Da + miedo. Tener en cuenta el ángulo ventral e iniciar la maniobra lentas. Usar la 1ª veloc de la reductora. Se bajan muy lento intentando que el veh. no se cruce.

- **Lateral**. Desaconsejada por que es fácil que el veh. vuelque por su pos. elevada del centro de gravedad. Si vuela hacen falta 4 para horizontal.

※ La dirección se corrige conduciendo y acelerando suave, nunca frenando.

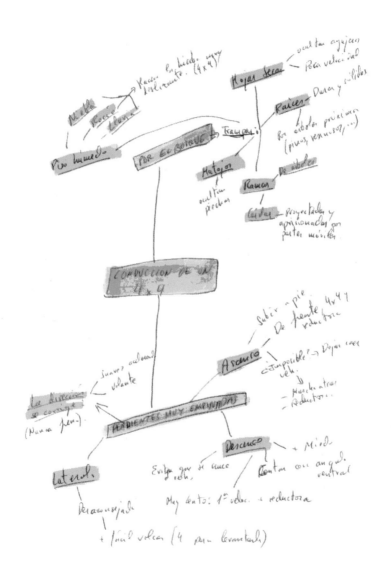

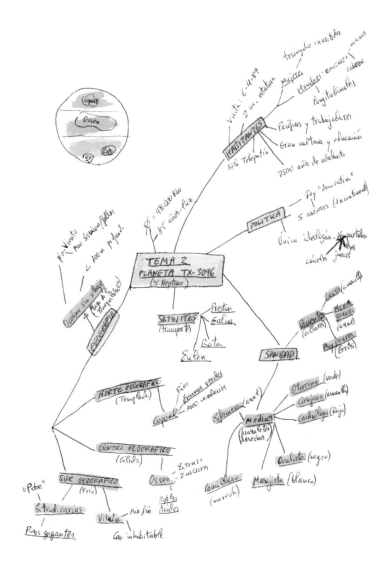

TEMA 2
PLANETA TX-3096
(≈ Neptuno)

HABITANTES
- Visto: 6-4-89
- 2 m. estatura
- Mujeres: triángulo invertido
- Hombres: enormes manos, cabeza
- longitudinales
- Pacíficos y trabajadores
- Gran cultura y educación
- 2500 años de adelante
- Sólo Telepatía

POLÍTICA
- Rey "decorativo"
- 5 asesores (1 x continente)
- Única ideología. No partidos
- cárceles, jueces

Ø = 48.000 Km
85 años-luz

GEOGRAFÍA
- Océano sin orillas
- Mapa arriba (Triángulos/Isla)
- No viento
- Mar. Sísmico/Gelan
- < 100 m. profund.

SATÉLITES
(Transport.)
- Presten
- Galian
- Rota
- Eulen

SANIDAD
- Paciente (su color)
- Leva (amarillo)
- Mena grave (azul)
- Muy grave (gris)
- Enfermera (azul)
- Médicos (brazalete) (derecha)
  - El torrino (verde)
  - Cirujano (naranja)
  - Cardiólogo (rojo)
  - Oculista (negro)
  - Masajista (blanco)
  - Camillero (marrón)

NORTE GEOGRÁFICO
(Templado.)
- Río
- Enormes verdes
- Copsel → 1000 m/visión

CENTRO GEOGRÁFICO
(Cálido)
- Ossen → Extens. 2 universos
- Robles
- Ácidos

SUR GEOGRÁFICO
(Frío)
- "Pebe"
- Extradivarius
- Pinos gigantes
- Vitale → Más frío
  - Casi inhabitable

* <u>SANIDAD:</u>

a) <u>Médicos</u> (Llevan brazaletes de colores en el brazo derecho):

— Otorrino: **Verde.**
— Cirujano: **Amarillo.**
— Cardiólogo: **Rojo.**
— Oculista: **Negro.**
— Masajista: **Blanco.**
— Camillero: **Marrón.**
— Enfermera: **Azul.**

b) <u>Pacientes</u> (Un collar anuncia su gravedad):

— Leves: **Amarillo.**
— Menos graves: **Azul.**
— Muy graves: **Gris.**

* <u>TRANSPORTE:</u> **Desde urbano hasta ir a sus cuatro satélites:**

Preston, Galias, Rota y Eulen (por orden de proximidad).

* <u>GEOGRAFÍA:</u> **Sus cuatro continentes se distribuyen así:**

— <u>En el Norte</u> (**Zona templada**): *Copoal* (**Rico**). **Encinas verdes.**
— <u>En el Centro</u> (**Zona cálida**): *Ossen* (**Extenso. Dos asesores**). **Robles ácidos.**
— <u>En el Sur</u> (**Zona fría**): *Vitalia* (**Más frío. Casi inhabitable**) y *Extradivarius* («**pobre**»). **Pinos gigantes.**

* Etcétera...

¿Tenemos contestadas las suficientes respuestas certeras como para aprobar el examen?

¡Ojo! En este caso supondremos que lo que más nos interesa es simplemente aprobar el examen. No me estoy refiriendo ahora a las oposiciones, donde no basta con eso, sino que es necesario, además, obtener una nota cuanto más alta mejor.

a) Si la respuesta es afirmativa y tenemos tiempo para ello, haremos primeramente un repaso de las preguntas ya contestadas anteriormente, en la primera vuelta, pues son las que mejor conocemos. Por esta misma razón, dicha tarea nos llevará muy poco tiempo y será bastante fácil de realizar.

De esta forma conseguiremos hacer algo muy conveniente, que es asegurarse contra los fallos «tontos» que hayamos podido cometer sin darnos cuenta.

Si todo está correcto, leeremos a continuación, una vez más y con detenimiento, las preguntas que hemos dejado sin contestar, en busca de alguna que se nos hubiese escapado o que podamos contestar ahora, bien porque hemos caído en la respuesta correcta gracias a esta segunda vuelta, o bien, gracias a las preguntas ya contestadas, las cuales nos pueden proporcionar a veces la información necesaria para ello.

Todo esto, pensando lógicamente en que las respuestas equivocadas (llamadas negativas) nos restan puntuación. Si no fuese así, habría que contestarlas todas, pero las que no sepamos de qué van no deben ser contestadas a lo loco, sino que intentaremos intuir las respuestas (mirar más adelante en «intuición de las respuestas»).

b) Si no hemos contestado las suficientes preguntas en el examen como para alcanzar el nivel de aprobado, habrá que arriesgarse. Para ello tendremos que tener en cuenta la fórmula matemática siguiente:

«1/(número de opciones posibles – 1)»

Supongamos, por ejemplo, que el examen tiene cuatro opciones posibles para contestar (a, b, c y d).

El resultado de la aplicación de esta sencilla fórmula matemática es:

$$1/(4 - 1) = 1/3$$

Donde el número «4» es el número de opciones posibles.

El valor obtenido: «1/3», o lo que es lo mismo: «**0,33**», como prefiramos, **representa el equilibrio o igualdad matemática**.

¡Fíjate con atención! Podemos y debemos arriesgarnos siempre que nos quiten 0,33 puntos o menos por cada respuesta negativa (errónea) que contestemos. Si por cada respuesta negativa nos quitasen más de 0,33 puntos, la dejaremos en principio sin contestar, en blanco.

Prestemos ahora atención al denominador de la fracción del resultado: 1/3. También es totalmente correcto interpretar dicha fracción diciendo:

«De cada tres respuestas negativas (el denominador) nos quitan una positiva (el "1" del numerador. En realidad este siempre será 1)».

Si en vez de decirnos que de cada tres respuestas negativas nos quitan una buena (o positiva), cuya fracción resultante sabemos que es 1/3, nos dijesen un número de respuestas negativas **mayor que el denominador** de esa fracción (podrían decirnos, por ejemplo, que cada cuatro respuestas negativas nos quitan una positiva, o incluso un número mayor de 4), sin dudarlo **nos arriesgaremos en todas**, pues llevaremos las probabilidades matemáticas a nuestro favor, y en una proporción sumamente ventajosa.

En este caso, repito, no debemos dejar ninguna respuesta sin contestación, pero como dije anteriormente, no se deben contestar a lo loco, sino habrá que intuir las respuestas, tal y como veremos más adelante.

Fíjate que en este caso, para que debamos «arriesgarnos» claramente y con total ventaja, el denominador resultante de aplicar lo que nos dicen que nos van a quitar por cada fallo tendría que ser mayor de 3, pero también podría suceder, aunque es menos frecuente, que el denominador de la fórmula fuese menor que el 3 y tendiese, por tanto, hacia el 1, lo que sucedería si nos dijesen, por ejemplo, que de cada «2» respuestas negativas nos van a quitar una positiva, cuya fracción resultante sería 1/2. Si esto fuese así, las dudosas deberíamos dejarlas, en principio, sin contestar.

No obstante, casi siempre sucede que entre las preguntas que dejamos sin contestar, por dudosas, hay unas cuantas de ellas en las que nuestra duda se limita solamente a dos o tres de las opciones disponibles, y no a todas ellas. De hecho, los casos en los que no tenemos ni idea de la respuesta correcta son realmente excepcionales, pues casi siempre dicha pregunta «nos suena a algo» y podemos descartar alguna de las opciones que nos dan como posibles. Así, con frecuencia decimos en muchas preguntas dudosas: «Esta respuesta seguro que no es».

En estos casos volveremos a tener en cuenta el resultado de la fórmu-la para contestarlas, tras descartar las que sabemos con toda seguridad que no son ciertas, pues habrá muchas preguntas en las que dudaremos entre dos opciones solamente (otras será entre tres, etc.). Por ello, nuestra fórmula cambiará según las opciones dudosas que tengamos. Así, finalmente usaremos dos o tres fracciones distintas para cada grupo de preguntas dudosas del examen, ya que estas deberemos agruparlas por el número de opciones reales entre las que dudemos. Y es que, lógicamente, no es igual arriesgarse a contestar cuando dudas entre las cuatro opciones de una pregunta que cuando solamente es entre dos de ellas.

Si el resultado de nuestra fórmula coincide con lo que nos quitan por cada pregunta fallida, de modo que nos encontramos en una situación de equilibrio matemático, o lo que es lo mismo, de total igualdad, el hecho de contestar o no a ese grupo de preguntas dudosas dependerá también de nuestra situación en el examen.

Esta situación de equilibrio matemático es bastante frecuente y, como es un poquito más difícil de valorar, la vamos a dejar por el momento para más adelante. La entenderás mejor cuando valoremos este caso concreto en las oposiciones, aunque, si deseas saber algo, ante la igualdad matemática particularmente me arriesgaría siempre, pero lo haría tratando de intuir las respuestas, tal y como estudiaremos a continuación.

Recordad también que muchas de las veces el mejor método para contestar las preguntas, sobre todo las dudosas, es mediante el sistema de eliminación.

Una curiosidad realmente interesante que nos sucederá con más frecuencia de lo que parece es que algunas preguntas del examen, y más en concreto su enunciado (aunque también puede suceder en menor medida con alguna de sus opciones), llegan a aclararnos las dudas de alguna pregunta anterior que tuvimos que dejar sin contestar en la primera vuelta. Tenlo, pues, en cuenta.

INTUICIÓN DE LAS RESPUESTAS

Cuando tengamos una probabilidad matemática favorable, según la fórmula que hemos visto anteriormente, y por tanto debamos arriesgarnos a contestar aquellas preguntas que hemos dejado en blanco (por dudosas o por no saber en absoluto por dónde puede ir la respuesta correcta), el procedimiento que deberemos seguir será el de *intuir las respuestas* y marcar entonces una de ellas. Lo haremos sin ningún miedo, pues no tenemos nada que perder.

La forma de hacerlo será la siguiente:

— La primera norma a tener en cuenta a la hora de contestar intuyendo las respuestas será que, la mayoría de las veces, ante una pregunta dudosa *la opción correcta suele ser la primera que nos vino a la cabeza.* Pero también es cierto que si en el repaso estamos casi convencidos de que cometimos un error al marcar una de las opciones, deberemos rectificarlo marcando la nueva respuesta que creamos conveniente y anulando la anterior.

Dicho de otro modo:

— Si tras repasar una pregunta nos viene a la cabeza otra opción de forma muy clara, *deberemos escoger esta última,* pues la estadística nos viene a demostrar que estos cambios suelen ser acertados.

— Si nuestra fórmula nos indica que debemos arriesgarnos a contestar las preguntas dudosas, pero no sabemos qué opción escoger, *lo mejor será entonces suponer una igualdad* en el recuento final (que, por otra parte, existe en muchas ocasiones, tal y como demuestro en mis cursos presenciales), tras sumar y clasificar todas las opciones certeras (a, b, c, d, ...) según el número de veces que haya salido cada una de ellas.

Esto es fácil de demostrar. Por ejemplo, si cualquier persona escribe de manera rápida e indiscriminada las letras «a, b y c», una debajo de la otra, y luego hace un recuento de ellas, verá cómo en mu-

132

chas ocasiones obtiene un número de apariciones de cada una de las letras que tiende a una increíble igualdad.

Por este motivo, contestaremos las preguntas dudosas con las opciones *que menos veces hayan salido y, en caso de una igualdad parecida, lo mejor será marcar la opción que más tiempo lleve sin salir.* Esto es debido a que, en la confección de estos exámenes, los examinadores casi siempre tienden a una compensación inconsciente que buscará equilibrar el número de apariciones de cada una de las opciones correctas.

En cualquier caso, no te asustes y recuerda que partimos con una probabilidad matemática favorable. Por esta razón hay que «arriesgar» en las respuestas dudosas.

Más adelante, en la sección relativa a la preparación de las oposiciones, hallarás información complementaria a la que acabamos de ver.

EXÁMENES ORALES

Estós exámenes debemos prepararlos **como si fuesen de de-sa-rrollo.**

El hecho de tener en casa **una cámara de vídeo** para poder grabarnos mientras exponemos un tema o cuando lo estamos repasando, nos puede ser de una ayuda inestimable como sistema de entrenamiento.

Mientras estamos exponiendo un tema intentaremos **pronunciar correctamente,** y lo que es muy importante, hablaremos despacio y en voz no muy alta, lo cual nos crearía cierta tensión nerviosa adicional.

Hablar despacio nos hará ganar tiempo para ir recordando mejor los datos que tenemos en nuestra memoria. También hará posible que nos encontremos en un estado, tanto físico como mental, de mayor relajación, lo cual nos será más fácil de conseguir si no elevamos demasiado la voz.

Recordad: Es mejor **hablar lento y bajo** en la medida de que ello sea posible. Con el vídeo podremos analizarnos y así veremos nuestra evolución.

Si no se tiene mucha soltura, es mejor evitar hacer **gestos y movimientos innecesarios** con cualquier parte de nuestro cuerpo. En estos casos es preferible moverse lentamente y solo cuando sea preciso, aunque es cierto que un pequeño gesticular de manos puede ayudar a algunas personas.

Cuando nos levantamos de nuestro asiento para ir a exponer el examen, deberemos ir andando despacio y tranquilos. Realmente, las técnicas para el control de los nervios deben ponerse en práctica antes de levantarse del asiento y con la suficiente antelación (a veces puede ser necesario hacerlo con bastante tiempo de antelación, según sea cada persona). Se trata de no tener en ningún momento un estado nervioso que se nos pueda escapar a nuestro control.

Encontrarás más información al respecto en el capítulo dedicado a las «técnicas de control y relajación».

Usa técnicas de **sofrología**. Una de las más eficaces consiste en visualizarnos a nosotros mismos como si fuésemos unos importantes científicos que estamos dando una conferencia. Los alumnos que nos están escuchando son el público, y el examinador o los examinadores son los periodistas.

Visualizad por la noche, en la cama, pues es cuando nos encontraremos en un estado de mayor receptividad para poder influir a nuestro subconsciente con estos pensamientos y sensaciones. Sentid el aula, oledla. Debemos intentar encontrarnos a gusto y tranquilos. Siéntete también importante, pues a fin de cuentas tú eres el mejor científico y experto en la materia que estás exponiendo.

El día del examen hay que «autohipnotizarse» y sentir lo que hemos estado visualizando por las noches, además de prestar atención al resto de las técnicas de relajación si ello fuese necesario. Si no lo es, pues mejor.

OPOSICIONES

Las oposiciones son una competición. Por esta causa, puntúa siempre más el que «gana», el que obtiene los primeros puestos y consigue una plaza, que el que simplemente participa.

Se dice con frecuencia que «lo importante en la vida es participar». ¡Hum...! En una competición de atletismo infantil o *amateur*, sin duda, pero desde luego que no en una final olímpica, donde lo más importante es ganar (al menos a eso incita el nivel de evolución que tiene la actual sociedad tan competitiva).

En realidad, la frase anterior va entre comillas porque es más bien un consuelo que otra cosa. No nos engañemos, en una final olímpica de atletismo, al igual que sucede en una oposición, solo triunfa verdaderamente el que gana (al menos triunfa más que los demás ante el público, la prensa y los medios de comunicación, ¿no?). De igual modo, en nuestro caso triunfará más aquel que consiga aprobar su oposición y obtenga una plaza. Por tanto, esta deberá ser nuestra meta más alta, aprobar y conseguir plaza.

En un examen ordinario, dentro del desarrollo de un curso académico, puede aprobar toda la clase, pero, en una oposición de 10 plazas, el efecto práctico de quedar en el puesto 15.º es el mismo que el de quedar en el puesto 80.º (interinajes aparte). En una oposición solamente importa aprobar, y, si no tenemos un enchufe para ello, será mejor que nos la preparamos con profesionalidad, pero sin olvidarnos de que también hay que saber disfrutar de esa preparación. Así lo pasaremos mejor y nuestro rendimiento será mayor, aunque nos parezca increíble y que ambas cosas están reñidas.

A nivel personal, siempre he preferido las oposiciones a los exámenes académicos, pues aquellas te permiten una mayor libertad en la administración de tu tiempo; y eso que la oposición viene a ser algo así como el examen final, el más importante y en el que más te juegas, aunque bien es cierto que muchas personas, tras pasar estas, continúan estudiando y haciendo nuevos exámenes u otras oposiciones para ascender de categoría en su trabajo o para cambiarlo por otro mejor.

La principal ventaja de una oposición respecto a un examen ordinario es que, en el primer caso, podremos repartir el tiempo como deseemos, sin agobios. Si un día no nos apetece estudiar, no pasa nada. Podemos incluso tomarnos un pequeño periodo de vacaciones en la fase preparatoria. El ritmo de trabajo, como norma general, lo marcaremos siempre nosotros.

Por el contrario, el estudiante académico tiene que seguir un programa de estudios desproporcionado, con demasiada materia y con mucha «paja», lo cual puede hacer que con frecuencia se sienta agobiado. En estos casos, el sistema académico le obliga a trabajar a un ritmo que no establece él.

Los programas académicos de estudio tendrían que estar más concentrados y ser más precisos. Deberían contar con menos materia, eliminando la que esté desfasada y la que no sirve para nada (que, dicho sea de paso, abunda por culpa de los intereses creados, como siempre). Así podrían ser también más profundos, pero sería mucho más fácil seguirlos. Con ello se conseguiría, además, una mejor especialización futura.

Desde luego, creo que, como ni vosotros ni yo podemos hacer nada al respecto, por lo menos por ahora, lo mejor será prepararnos para esta emocionante aventura: ¡Las oposiciones! ¿Estás preparado? ¿Estás preparada? Pues adelante, prosigamos con nuestro camino.

EL EXAMEN ESCRITO EN LAS OPOSICIONES

Es una prueba que prácticamente está recogida en el cien por cien de las oposiciones. Algunas incluso tienen varios de ellos. Dichos exámenes pueden ser de desarrollo o de tipo test.

a) **En los exámenes de desarrollo** deberemos confeccionar unos *temas adaptados* cuya extensión coincida con el tiempo de exposición que tengamos para cada tema, y esos temas reducidos serán precisamente los que tengamos que reflejar por escrito el día de la prueba.

Esto significa que si nuestro examen consta de una hora de exposición por tema, es absurdo empeñarnos en memorizar un tema de 20 folios que, aun en el supuesto de que lo hubiésemos memorizado, tardaríamos cuatro o cinco horas en exponerlo por escrito. Parece lógico, ¿no? Pues os asombraría saber la cantidad de alumnos opositores que han empezado a estudiar conmigo y que tenían este defecto, el cual solo consigue hacerles perder muchísimo tiempo y comprometer encima toda la información memorizada, debido al sobreesfuerzo inútil al que se someten.

Recordad que en una oposición con exámenes de desarrollo, el objetivo es aprobar el examen *aprendiendo solo lo necesario,* pero con la mayor fiabilidad posible. Ya aprenderemos más cosas cuando tengamos nuestra plaza y con la práctica, que es la mejor manera de hacerlo.

Recuerda también lo que decíamos acerca de los temarios personales adaptados al tiempo de exposición, los cuales debíamos prepararlos con cierta proximidad al examen y tras asegurarnos de que las bases de la oposición no habían sido modificadas.

Decíamos igualmente, y a modo de repaso, que solo pondríamos en ellos lo más importante de toda la materia que estuviese contenida en el tema personal, completándola con la información que más nos gustase o con aquella que mejor se nos diese. De igual forma, tendríamos que excluir la materia que, por sus características o por las nuestras, nos fuese más difícil de memorizar o de recordar.

b) **En los exámenes tipo test**, a diferencia de los de desarrollo, *cuanto más amplio sea nuestro temario, mejor.* Ya hablamos sobre ellos anteriormente, pero quiero reincidir en que en las oposiciones suele ser necesario incluso ampliarlo con nueva información de materias limítrofes o parecidas (otros libros o apuntes, en bibliotecas, por medio de documentales, etc.), pues luego, en el examen, es muy frecuente que aparezcan preguntas de las denominadas «fuera de temario», que nadie sabe a veces de dónde las sacan y que, gracias a esta ampliación, será más probable poder contestarlas adecuadamente, lo cual se hace además muy interesante porque, de hecho, contestar correctamente a este tipo de preguntas extrañas suele marcar los puntos de diferencia entre los opositores que aprueban con plaza y los que no, a pesar de que estos últimos también vayan «bien preparados».

Como ya dije anteriormente, y valga otra vez a modo de recordatorio dada su importancia, es fundamental saber *comprender y razonar el temario* cuando lo estemos estudiando. Su correcta comprensión, unida a la adecuada asociación de todos los datos puros que encontremos en él, debería sernos más que suficiente para hacer un examen de diez puntos sobre diez.

Es interesante constatar a su vez que, por estadística, las personas de ciencias suelen obtener mejores resultados que las de letras en los exámenes tipo test (cada vez más de moda), justo al contrario que tiende a pasar en los exámenes de desarrollo. Esta idea puede ayudarnos a elegir una determinada oposición en el caso de que esta exista en dos o más sitios a la vez y los exámenes sean de ambos tipos. Pero ¡cuidado!, que esto no suponga un freno o represente el más mínimo temor para nadie, y mucho menos para el lector que tenga este libro y use los conocimientos que se enseñan en sus páginas.

CONTESTACIÓN DE LOS TESTS EN LAS OPOSICIONES

Desde luego, y al igual que dijimos en los exámenes generales tipo test, en las oposiciones empezaremos a contestar también por la primera pregunta y, manteniendo el orden, seguiremos contestando el resto de ellas. Después de la primera vuelta, y suponiendo que el examen que estemos realizando sea el último de los varios con que suele contar una oposición, nos haremos

Una importante reflexión

Como a falta de la puntuación del presente y último examen sabremos de antemano el puesto en el que estamos situados en la lista clasificatoria de la oposición (así como nuestra nota acumulada y la de cualquier otro aspirante que deseemos consultar), **si estuviésemos en plaza,** esto es, entre los aprobados, quizá no deberíamos arriesgarnos a contestar más preguntas. Todo dependerá de la puntuación que llevemos de ventaja al opositor mejor situado que se encuentre fuera de los puestos que dan derecho a obtener una plaza.

Voy a poner un ejemplo para que se entienda perfectamente lo que quiero decir:

Imaginemos una oposición que cuenta con 10 plazas. Supongamos que nosotros vamos bien, en plaza, y nos encontramos ubicados en la número 3.

Independientemente del número de aspirantes que haya en la oposición, a nosotros solo debe importarnos la puntuación que lleve acumulada el opositor situado en el puesto 11.º.

Sabremos (porque debemos consultarlo en las listas antes de entrar a este último examen) los puntos de diferencia que hay entre nosotros y el puesto 11.º, y también sabremos lo que puntúa esta definitiva prueba porque vendrá reflejado en las bases de la oposición. Si no fuese así, se lo preguntaríamos a alguno de los miembros del tribunal.

Después, y mediante un sencillo cálculo matemático, sumaremos a nuestra puntuación acumulada en la oposición la de este último examen, valorando a tal efecto las respuestas que hayamos dado en esta primera vuelta que consideraremos certeras.

Por otro lado, y de la misma manera, también sumaremos a la puntuación provisional acumulada por el opositor 11.º la máxima nota posible que pudiese conseguir en este examen, en el improbable caso de que su puntuación fuese perfecta.

Si matemáticamente el pobre alumno 11.º ya *no puede* igualarnos, podremos sonreír y relajarnos definitivamente. Solo nos quedaría revisar que hayamos puesto correctamente nuestro nombre, datos y lo que nos pidan. Podremos hacer un repaso sobre lo ya contestado, para asegurarnos de que todo está en condiciones y de que no hemos cometido ningún fallo tonto. Si después de este repaso vamos sobrados de tiempo, podremos repasar igualmente el resto de las preguntas por si alguna de ellas se nos hubiese pasado y supiésemos contestarla con total seguridad.

Pero atención:

En esta segunda vuelta ¡solo contestaremos aquellas preguntas cuyas respuestas sepamos con un 100 % de seguridad! Solamente aquellas que se nos hubiesen pasado antes y ahora veamos con claridad meridiana (algo que a veces sucede). Ante la más mínima duda es mejor no contestar, pues ¿por qué habríamos de arriesgarnos si ya vamos sobre seguro?

Todo esto pensando, lógicamente, en que las respuestas negativas nos restasen puntuación, como suele suceder en la inmensa mayoría de los casos. Si no fuese así, tendríamos que contestarlas todas, pero las que no sepamos no se deben contestar a lo loco, sino que tendremos que intuir las respuestas nuevamente, tal y como sucedía cuando hacíamos referencia a los exámenes tipo test en general.

Por el contrario:

Si el alumno 11.º *sí que puede* alcanzarnos, o somos nosotros los que nos encontramos en ese puesto 11.º (o peor situados aún), haremos el mencionado examen buscando la máxima puntuación posible. Para ello habrá que tener en cuenta otra vez la fórmula matemática que ya conoces:

«1/(número de opciones posibles – 1)»

Recuerda que decíamos que para un examen de cuatro opciones (a, b, c y d) esta fórmula nos daba un resultado de: «1/(4 – 1) = 1/3», y el valor «1/3» ó «0,33» representaba el equilibrio matemático. Podíamos y debíamos arriesgarnos siempre que nos quitasen 0,33 puntos (o menos) por cada respuesta negativa. En cambio, si cada respuesta negativa nos quitase más de 0,33 puntos, la dejaríamos sin contestar.

De igual modo, también dijimos que si el denominador de la fórmula tendiese hacia el 1, si fuese cualquier número menor de 3, las preguntas dudosas deberían quedar inicialmente sin contestación, pues la probabilidad matemática nos perjudicaba en este caso.

En cambio, si en vez de tres respuestas negativas por cada buena nos dijesen un número mayor de tres (cuatro o más), nos arriesgaríamos en todas ellas, pues llevaríamos en este caso las probabilidades matemáticas de nuestro lado. No dejaremos ninguna pregunta sin contestar, pero como también dijimos, no se debían responder de cualquier modo, sino que es mejor tratar de intuir las respuestas.

FORMATOS DE LOS EXÁMENES TIPO TEST

Los exámenes tipo test pueden ser de dos tipos distintos:

A) Los de *SEÑALAR CON UN CÍRCULO*. Muchas de estas preguntas podrán aparecer en libros de estudio que ya las tienen hechas, como los libros de preguntas con solucionario usados para el examen de conducir. Por ello, no está de más ver qué nos ofrece el mercado al respecto en cuanto a la existencia y posterior compra de tales libros se refiere.

Muchas veces estos exámenes están hechos por el jurado de la oposición solo unos minutos antes de que comience la prueba. Con ello se pretende descartar que las preguntas que la componen se puedan filtrar y lleguen a conocimiento de algún opositor antes de tiempo, así como evitar favoritismos y compromisos con amistades, vecinos, etc., que podrían adquirirse si las preguntas se preparasen con más tiempo de antelación.

Esta curiosidad tiene más importancia de lo que parece, y está explicada más adelante en «Intuición de las respuestas en las oposiciones».

B) Los de *SERIE INFORMATIZADOS*, en los cuales hay que rellenar con un lápiz entre dos pequeñas líneas horizontales. Estos son más frecuentes, por lo general, en las oposiciones que preparan los organismos nacionales y también en aquellas en las que se espera una gran afluencia de opositores, pues este tipo de examen posibilita su rápida corrección, ya que de ello se encarga una computadora.

Debido a la mayor masificación de aspirantes que se presentan, estos exámenes están preparados con más tiempo de antelación, y por eso se podría encontrar en ellos más «malicia» en general a la hora de hacer las preguntas, así como mayor número de «enchufados».

Debemos saber con qué formato de examen tipo test nos vamos a enfrentar. ¿Alguien piensa que son lo mismo? Pues no lo son en absoluto. Se diferencian en ciertas sutilezas que, aunque mínimas, vamos a desentrañar a continuación.

INTUICIÓN DE LAS RESPUESTAS EN LAS OPOSICIONES

a) Si el examen es de los de **marcar con un círculo** la opción correcta (formato tipo A), deberemos esperar un número final muy aproximado de respuestas por cada tipo de opción.

Por ejemplo:

20 respuestas de la opción «a».
18 respuestas de la opción «b».
21 respuestas de la opción «c», etc.

Tened en cuenta que estos exámenes se preparan frecuentemente con cierta *precipitación de tiempo*. Si el examen empieza tarde, debido a que el jurado lo está confeccionando en el último momento, será una prueba más que evidente de esta precipitación de tiempo que he comentado anteriormente, y como ya dijimos, de igualdad casi siempre en el número de veces que saldrá cada opción («a», «b», «c», ...) en un recuento final.

Recuerda que decíamos que si alguien escribe rápidamente y sin pensar las letras «a, b y c», por ejemplo, una debajo de la otra, y luego hace un recuento de todas ellas, verá cómo, en la mayoría de los casos, aparece un número de veces cada letra que tiende a una increíble igualdad.

Pues bien, la rapidez extra con la que se suelen confeccionar estos exámenes refuerza la teoría expuesta anteriormente.

b) Si los exámenes son **informatizados** y matemáticamente la probabilidad es favorable, deberemos arriesgarnos de igual modo. Hay que tener en cuenta todo lo dicho con anterioridad acerca de la igualdad en las opciones, aunque probablemente el éxito sea algo menor a la hora de arriesgar, pues por lo general son exámenes confeccionados con mucho más tiempo de antelación y, en principio, podremos encontrarnos más fácilmente con la «malicia» a la que antes aludíamos.

No obstante, os recordaré que estadísticamente siempre contestaremos sobre seguro gracias a la aplicación de nuestra fórmula, por lo que no tenemos nada que temer.

Además, ¿quién no ha oído hablar alguna vez de la suerte del campeón? ¿Y acaso no vais a estudiar desde ahora como auténticos campeones? ¿Verdad que lo seréis?

6

Consejos útiles

Es mucho mejor estudiar **un poquito cada día**, o casi todos (aunque sea solamente repasar o mejorar los puntos débiles), que los atracones más o menos periódicos.

Conviene hacer **descansos de 5 ó 10 minutos** cada 30 ó 40 minutos de estudio, para dar tiempo a que el subconsciente pueda asimilar y ordenar la información, y de 10 ó 15 minutos cada hora. Además, será más fácil motivarnos y concentrarnos mejor sabiendo que hay relajantes paradas cada media hora aproximadamente. En estos descansos se puede tomar café, un refresco, merendar, pasear o simplemente relajarnos, aunque es interesante cambiar de habitación o de aires y olvidarnos completamente del estudio. Nada de repasos mentales, aunque necesitemos hacerlo. Es mejor aguantar y crear cierta «adicción».

La habitación en la que estudiemos deberá estar **suficientemente iluminada**, pero tendremos cuidado con los reflejos de la luz en los libros o en los folios que estemos usando, pues nos cansarían la vista rápidamente y mermarían nuestra concentración. Siempre será preferible la luz solar.

Tenemos que estudiar de **espaldas a la luz solar**, que, dicho sea de paso, es la mejor de todas, para que esta se refleje en el temario. La luz eléctrica es mejor si viene del techo, pues así lo abarca todo y se reparte más uniformemente. No es aconsejable usar luz de flexo, ya que produce más fatiga ocular debido al acusado gradiente de pérdida de luminosidad que tiene. Si, por ejemplo, lo tenemos a nuestra izquierda, recibiremos mucha más luz en nuestro ojo izquierdo y esa pupila estará más dilatada. En cambio, al ojo derecho llegará bastante menos luz. Esa descompensación nos producirá una fatiga prematura y posibilitará la aparición de dolores de cabeza.

 Debemos estudiar **en una posición cómoda**. Normalmente será preferible sentados mejor que tumbados, para evitar cansarnos muscularmente el cuello, los brazos, etc. Un exceso de comodidad o de relajación podría producirnos, además, sueño o astenia. Cada uno comprobará en qué posiciones estudia mejor. Asimismo, también deberemos tener en cuenta el usar ropa cómoda y holgada.

 Intentaremos estudiar, en la medida de lo posible, en una **sala tranquila**, libre de ruidos y de molestias.

Evitad las **distracciones** (radio, tele, ...). Es completamente falso que se estudie mejor así. Estudiar es como ver una película en el cine: no nos enteraremos como es debido de dicha película si, por ejemplo, a la vez estamos escuchando la música de una radio pegada a nuestra oreja.

Cuando, por motivos ajenos a nosotros, **las condiciones no sean buenas** para estudiar, es mejor repasar o irnos a dar un paseo, y dejarlo para mejor ocasión. ¡Pero ojo!, no nos engañemos a nosotros mismos y que esto se convierta en una excusa demasiado habitual.

Antes de empezar nuestra sesión de estudio, es conveniente **tener a mano todo el material necesario**: resúmenes, mapas mentales, bolígrafos, rotuladores, folios en blanco, etc.

No es buena norma memorizar **después de la comida principal**; en este momento del día es preferible descansar o a lo sumo repasar.

Por el contrario, el mejor momento para memorizar será **tras levantarnos y desayunar**. También a media tarde, si estamos despejados, siendo preferible repasar por la noche; aunque como veremos más adelante, para repasar cualquier momento del día es bueno.

144

Esto significa, por ejemplo, que sería una pena repasar por las mañanas, pues constituiría un **derroche de energía mental**, salvo que ya esté todo memorizado o no tengamos en ese momento el material a memorizar.

ℹ️ En las oposiciones con varias pruebas teóricas, y solo en el caso de que tengamos suficiente tiempo por delante, **deberemos empezar a estudiar por el temario correspondiente a las pruebas finales**, ya que de él saldrá la selección final de los aprobados. Recordad que el factor psicológico en estas pruebas finales cobra aquí su mayor importancia. Lo hace a medida que vamos avanzando en la oposición. Los nervios pueden jugar en estos momentos sus peores jugadas a muchos de los aspirantes. Por eso es mejor ir, cuanto más sobrados, mejor.

Gracias a esta táctica, nos examinaremos en las pruebas iniciales con el temario recién memorizado y aprendido. Lo llevaremos fresco, ya que lo habremos dejado para el final. Por otro lado, entre examen y examen de la oposición tendremos unos días magníficos para repasar intensamente los temarios de las pruebas teóricas que nos vayan quedando ¡y que tan bien nos sabremos!

⚠️ ¿Academias? Debido al tiempo que se pierde en los trayectos, hablando de fútbol o de otras cosas similares durante la clase y, por ir generalmente al ritmo del más lento (en gran parte de ellas), **solamente las aconsejo a los opositores que realmente las necesiten.**

Salvo pocas academias de calidad, que desde luego también existen, siempre será preferible estudiar por libre y consultar las dudas que puedan surgirnos a un profesor particular o a un especialista de la materia.

LA MAÑANA DEL EXAMEN:

 Lo mejor es empezar el día tomando un **desayuno energético**. Es muy aconsejable incluso para aquellas personas que no suelen desayunar nunca. Es lo mejor, pues nos esperan horas de una actividad mental intensa.

145

Hay que prever tiempo suficiente para llegar al lugar de celebración del examen sin precipitaciones. Si vamos justos de tiempo, estaremos produciéndonos ya un estado innecesario de nervios.

La estadística demuestra que los estudiantes, y sobre todo los opositores, sufren más accidentes de tráfico los días de los exámenes. Por ello, **vayamos con tiempo y sin prisas.**

A veces se hace necesario (cuando menos es muy aconsejable) llegar y conocer el lugar exacto donde se desarrollará el examen (cuando este sea una oposición o similar) unos días antes de su celebración, pero no solo para encontrar los edificios, sino también la ubicación exacta de las aulas donde se celebrará nuestra prueba.

Las grandes instituciones pueden suponer una trampa definitiva para el estudiante, que se puede despistar o incluso perder, pudiendo llegar tarde al comienzo del examen (más de uno ni siquiera ha encontrado el aula) y encima más subido de nervios de lo que debería.

Es también muy conveniente saber cómo nos vamos a desplazar hasta el lugar de la prueba. ¿Vamos a ir andando? ¿En coche? ¿Cómo está el aparcamiento por allí? ¿Cuánto tardaremos en llegar?, etc. Preguntas que no pueden quedar sin respuestas para el estudiante opositor que se toma su examen muy profesionalmente.

En caso de **sufrir un accidente** se debe contactar lo antes posible con los examinadores y explicarles lo sucedido (lógicamente si no nos ha pasado nada grave y ello es posible de hacer).

Cuando hagamos tarde acto de presencia en el centro donde se realiza (o se realizó) el examen, deberemos aportar siempre algún tipo de justificante por escrito: médico, policial, o cualquier otro, que certifique nuestro accidente.

Si el accidente ha sido grave y no podemos asistir al lugar del examen, deberá hacerlo alguien por nosotros, aportando igualmente un justificante de ingreso en el centro de salud, en el hospital o donde hayamos quedado internados.

Insistir en la importancia de estar solo, **con paz y tranquilidad,** los minutos previos al examen, donde tendremos la oportunidad de ver a mucha gente nerviosa, repasando precipitadamente algún tema, y donde, por supuesto, también veremos a otros aspirantes riendo o bromeando. Lo mejor es, sin ninguna duda, evitarlos a todos.

Finalmente llegará la hora en la que se **abrirán las puertas** del centro y del aula donde se van a desarrollar los exámenes, indicándose a los estudiantes que entren.

Nuevamente hay que intentar dominarse y entrar en plan optimista, sin ningún tipo de presión psicológica, con ganas reales de hacer el examen y de disfrutarlo, no de terminarlo antes de empezar. Después de todo somos los mejores especialistas del mundo, ¿verdad que sí?

Si podemos **elegir sitio para sentarnos**, el mejor de ellos será a mitad de altura de la habitación y en la pared contraria a las ventanas. Pero esto será algo que muchas veces no nos será posible elegir, bien porque los sitios ya estén establecidos de antemano, o bien porque hayamos entrado al aula demasiado tarde (o demasiado temprano) y nos asignen un puesto determinado.

Observa con atención:

Por las ventanas puede molestarnos el sol, el ruido exterior y los cambios de temperatura, que se acusarán más cuando el sol se meta entre las nubes.

En la parte trasera de la sala nos podrá molestar el entrar y salir de algún examinador, si la puerta de acceso se encontrase ubicada allí, además de las corrientes de aire y de los ruidos del pasillo.

En la parte delantera observaremos que el examinador que nos vigila es más ruidoso de lo que parecía, e incluso algunas veces se pondrá a hablar con algún compañero suyo que haya podido entrar en el aula.

En el sitio que te he aconsejado al principio la temperatura y la cantidad de luz que recibimos son más estables. No nos molestará el sol y los ruidos estarán más lejanos, incluyendo los de los demás estudiantes, a los cuales oiremos suspirar nerviosos, arrastrar los pies, toser, etc.

Al estar sentados y flanqueados por una pared, tendremos menos gente a nuestro alrededor y, por tanto, menos ruido.

Observa en el diagrama del aula el reparto de los sitios y la valoración de estos:

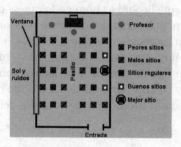

Diagrama del aula

 Si nos tocase sentarnos obligatoriamente **al lado de una ventana** (algo que también puede ser posible por las causas ya mencionadas) y nos molestase el sol, que a ningún alumno le dé miedo cerrar dicha ventana y bajar o correr las cortinas todo lo necesario.

Si esto no fuese posible, por no haber cortinas, por ejemplo, lo mejor será pedir permiso al examinador, de forma cortés y educada, para cambiarnos de sitio.

Recuerda que no se ofenderá por ello, y es muy posible que incluso le agrade concederte ese pequeño favor.

Al lado de las ventanas encontraremos siempre **más ruido** proveniente del exterior, debido a las obras que se estén realizando en la calle, al tráfico rodado, a la gente que pase por allí cerca, etc.

Pedidle también permiso al examinador, ante circunstancias similares, para cambiarnos de sitio. Si lo hacemos de forma educada, es difícil que se niegue a nuestra pretensión, que, dicho sea de paso, es algo de lo más natural.

7

La memoria y la salud

CONSEJOS GENERALES

–UNA dieta equilibrada, sin abusos y sin necesidades, nos ayudará en cualquier actividad que desempeñemos en la vida, tanto a nivel físico como mental. Por tanto, estudiar y memorizar no serán una excepción.

— Cuando nos dispongamos a estudiar, no deberemos comer en exceso, ni tampoco ingerir alimentos pesados o que sean difíciles de digerir.

— Por supuesto que siempre nos perjudicarán el tabaco, el alcohol y cualquier otro tipo de drogas.

— Es preferible, si estudiamos por la tarde, reservarnos en la comida del mediodía y *merendar luego algo que nos guste* y nos despeje, aprovechando uno de los descansos que hagamos.

— No es una buena norma memorizar después de la comida principal; es preferible descansar o, a lo sumo, repasar.

¿QUÉ MINERALES Y VITAMINAS SON LOS MÁS NECESARIOS PARA NUESTRO CEREBRO?

Como minerales el **fósforo** y el **magnesio** principalmente, y como vitaminas la **A** y la **D**.

El *fósforo* lo encontramos en la leche y en sus derivados (¡cuidado con el queso!, que puede producir migrañas a muchas personas que · no lo toleran adecuadamente), en los huevos, cereales integrales, frutos secos, chocolate y legumbres (garbanzos, guisantes, judías, lentejas y soja).

El *magnesio* aparece en la sal marina sin refinar, en los cereales integrales, frutos secos, chocolate y legumbres.

Por otra parte, para que se asimile el fósforo es necesaria la presencia de *vitamina D*. Esta vitamina está presente en el aceite de hígado de bacalao y también se produce suficientemente en la piel, al tomar el sol.

La *vitamina A* se encuentra principalmente en el hígado de los animales y, fuera de la carne, en la zanahoria, el perejil y el boniato.

Como puedes ver, no hay mucho más que decir al respecto. La dieta mediterránea es muy completa y difícilmente nos dejará de aportar algún mineral o vitamina de los que necesitamos.

La *actividad física moderada*, pero constante, es también muy querida para nuestra mente, ya que la despeja y la relaja. Hacer deporte nos tonifica y nos hace mejorar el riego sanguíneo, otro factor a tener en cuenta y que también es de agradecer.

Finalmente, indicarte la importancia del sueño y de descansar lo necesario. Procuremos no agotarnos nunca, pues aparte de que no rendiremos así lo suficiente, crearemos malas sensaciones que nos harán una mente más reacia a cualquier actividad que queramos desempeñar.

8

Psicotecnia

CADA vez son más frecuentes los tests psicotécnicos en las oposiciones, al igual que también aparecen en muchas entrevistas que se realizan para acceder a determinados puestos de trabajo. Además, suelen causar auténtico pavor en muchas personas que tienen que realizarlos. Estas tienen la sensación de que algo se les va de las manos, de que no los controlan y a veces de que ni siquiera los entienden correctamente o no saben bien qué tienen que hacer con ellos, cómo contestarlos. En otras palabras, que se encuentran un poco perdidas.

Por este motivo he decidido incluirlos en este curso, para presentártelos y ayudarte a desentrañar el «misterio» que se esconde tras cada uno de ellos. Como seguidamente verás, estos ejercicios no encierran nada extraño ni mágico, sino que, por el contrario, suelen ser agradables y divertidos de hacer.

Quizá tú ya los conozcas y los hayas hecho en alguna ocasión. Aun así, te recomiendo que eches un vistazo a las páginas siguientes, pues siempre se aprende algo nuevo.

Los exámenes o tests psicotécnicos podemos clasificarlos básicamente en dos grandes grupos:

— Los encaminados a **medir la inteligencia** de una persona, es decir, su cociente intelectual (C. I.).

— Los **de personalidad**, basados en la búsqueda de un determinado perfil psicológico, o bien de un equilibrio de personalidad, que alcance a reunir ciertos requisitos solicitados para un puesto de trabajo en concreto.

Vamos a continuación a empezar por el primer grupo. Verás que cuenta además con muchos ejemplos prácticos y, posteriormente, con ejercicios que tú solo tendrás que realizar.

PSICOTÉCNICOS DE INTELIGENCIA

A través de estos tests se pretende adivinar la inteligencia que posee la persona a la que se le realiza.

Se usan diversas escalas para medir el **cociente intelectual** y, de entre todas, la más conocida probablemente sea la escala de «Cattell». Otras escalas también empleadas son la de Terman, la de Stanford-Binet y la de Weschler.

En relación al C. I. que presenta cada persona, podemos establecer la siguiente clasificación:

1) DEFICIENTES:

0 - 24 puntos. Idiocia (un adulto con 2 años mentales).
25 - 49 puntos. Imbecilidad (con 3-6 años).
50 - 69 puntos. Debilidad mental (con 7-10 años).

2) CASOS LÍMITE:

70 - 79 puntos. No pueden cursar enseñanza de grado medio.

3) MEDIOCRES:

80 - 89 puntos. Siguen la enseñanza media con dificultad.

4) NORMAL:

90 - 109 puntos. El 50 % de la población.

5) NORMAL-SUPERIOR:

110 - 119 puntos. Lo más usual en grado universitario.

6) SUPERIOR:

120 - 129 puntos.

7) MUY SUPERIOR:

130 - 139 puntos.

8) SUPERDOTADOS:

140 - 159 puntos.

9) GENIOS:

160 o + puntos

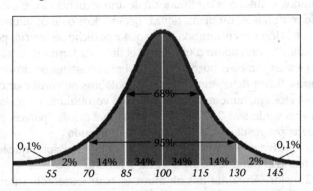

No se pueden medir con precisión cocientes por encima de los 200 puntos, por falta de muestras. Solo se estiman.

La Sociedad Internacional *Mensa* agrupa solamente a miembros «inteligentes». Tiene más de 20.000 de ellos, y alrededor de una cuarta parte está por encima de los 155 puntos en la escala de Cattell.

Estas mediciones del C. I. son muy importantes y tenidas en cuenta en países que las saben valorar, como EE. UU. Los niños superdotados suelen tener allí importantes ventajas a la hora de estudiar, como, por ejemplo, ser becados o llevados a los mejores colegios.

Todos estos sistemas creados para medir la inteligencia pretenden lo mismo: conocer la capacidad de una persona para razonar y encontrar una secuencia lógica ante una serie de problemas previamente tabulados para ello.

Haciendo un muestreo mediante unos tests normalizados con miles y miles de personas, y teniendo en cuenta su edad, sexo, nivel de estudios, etc., se confeccionan unas tablas o baremos que están regidos por una ley matemática. Finalmente, se crea una estadística, pudiéndose saber a través de ella si una persona es más o menos brillante que la media.

Por ejemplo, alguien con 130 puntos es más brillante que el 90 % de la población. Si tuviese 148 puntos sería más brillante que el 98 % de la población. Por cierto, este percentil (98 %) es el que se requiere para ingresar como miembro de *Mensa*.

En estos tests se trata de buscar, mediante una serie de ejercicios calibrados, el final o la continuación de una secuencia lógica, la cual puede comprender números, figuras geométricas o de cualquier otra clase, etc. Una vez encontrada la ley que rige dicha secuencia, podremos saltar de una figura a otra hasta el final, de forma razonada.

Los tests también pueden tratar sobre sucesiones de números o de letras, fichas de dominó, acerca de palabras de vocabulario «intrusas», etcétera, aunque cuando influye el vocabulario no podremos obtener el verdadero C. I. de esa persona, pues puede aparecer el factor suerte por medio, y de hecho lo hace a menudo.

El objetivo de estos tests es comprobar que la persona que los realiza reúna el mínimo de inteligencia solicitado.

El mejor secreto de mis alumnos es estar extraordinariamente preparados, sin puntos débiles. Por ello hay que conocer y practicar todo aquello que, de un modo u otro, quizá nos pueda ser necesario en el futuro, aunque ahora tal vez no lo sea.

Vamos a ver a continuación unos cuantos ejemplos de los tests de inteligencia más habituales:

A) Sucesiones numéricas

Estos ejercicios constan de una serie de números decimales que mantienen una relación entre sí, de manera que conociendo cuál es esa relación, cuál es la ley que nos permite pasar de un número al siguiente, podremos alargar esa sucesión o esa cadena numérica de forma indefinida, añadiendo al final tantos números decimales como queramos.

Supongamos el ejercicio más básico y sencillo, dado por esta sucesión de números:

1, 2, 3, 4 ...?

¿Qué número seguiría a continuación del 4?

Lo primero de todo es averiguar que ley impera en esta sucesión, y en el ejemplo anterior no puede ser más sencilla, la ley es ir añadiendo una unidad más cada vez, por lo que el siguiente número será el 5.

Del mismo modo, si la cadena fuese descendente:

8, 7, 6, 5 ...?

¿Qué número seguiría a continuación del 5?

La ley que rige esta secuencia hace que el siguiente número de la sucesión sea una unidad inferior al que le precede, es decir, van disminuyendo de uno en uno, por lo que el número buscado será el 4.

Las sucesiones de números, al igual que cualquier otra prueba psicotécnica, irán normalmente apareciendo en los cuestionarios por orden de dificultad creciente, por lo que lo más aconsejable en caso de que nos atasquemos será olvidarnos de los ejercicios más difíciles e ir a otra sección distinta del test, para hacer primero aquellos que sean más sencillos.

Al final, y solamente si nos ha sobrado tiempo, volveremos a los problemas más difíciles en una segunda vuelta.

Tened en cuenta también que para resolver este tipo de tests suele haber una importante cantidad de tiempo. En realidad hay tiempo de sobra, luego este no será un factor especialmente determinante en los resultados.

En la sucesión numérica que sigue:

4, 7, 10, 13 ...?

¿Qué número escribirías a continuación?

Podemos observar que los números van aumentando de tres en tres unidades cada vez, por lo que lógicamente, el próximo debe ser el número 16.

La siguiente sucesión es algo más compleja:

3, 4, 6, 9 ...?

¿Qué número seguiría a continuación?

No es difícil tampoco encontrar la ley que rige esta sucesión. Vemos que, entre los números de la secuencia, hay cada vez una unidad más de diferencia, por lo que si hay tres unidades entre el 6 y el 9, el siguiente número tiene que ser cuatro unidades mayor que el 9, y por tanto será el 13.

En el siguiente ejemplo:

4, 3, 7, 10, 17, 27 ...?

¿Qué número seguiría a continuación?

Obsérvese que el 7 es la suma del 3 y del 4, es decir, de los dos números que le preceden. De igual modo, el 17, por ejemplo, es la suma de los dos números anteriores, el 7 y el 10. Como resultado de esta ley, la suma del 17 y del 27 nos dará el 44, que será el número buscado.

Observa el siguiente ejemplo:

2, 6, 14, 30 ...?

¿Qué número seguiría a continuación?

Si multiplicamos un número por 2 y después le sumamos dos unidades, obtenemos el siguiente, por lo cual, el número buscado será el 62.

Vamos con la última sucesión:

3, 4, 8, 8, 23, 12, 68, 16 ...?

¿Qué número seguiría a continuación?

Este ejemplo es más complejo y su dificultad estriba en que hay dos sucesiones distintas en una misma cadena. Obsérvalo de este modo:

<u>3</u>, 4, <u>8</u>, 8, <u>23</u>, 12, <u>68</u>, 16 ...?

La primera sucesión comprende los números subrayados, y la norma que debemos seguir para obtener el siguiente número es multiplicar por 3 y restar 1. Así tenemos que: 3 x 3 = 9, y a continuación: 9 – 1 = 8, el segundo número de dicha sucesión y que aparece subrayado. De igual modo: 8 x 3 = 24, y 24 – 1 = 23. Si hacemos las mismas operaciones con el último número de esta sucesión, el 68, veremos que: 68 x 3 = 204, y 204 − 1 = 203, que sería el número buscado.

La segunda sucesión de la cadena anterior es una sucesión intrusa que se va alternando con la sucesión principal, pues salvo que el ejercicio nos diga lo contrario, solo deberemos proporcionar el siguiente número de la cadena, el cual correspondería al 203, tal y como hemos visto con anterioridad.

No obstante, y para completar este último ejemplo de sucesiones numéricas, vemos que esta segunda sucesión es el resultado de aumentar en cuatro unidades el número precedente, por lo que su siguiente número sería el 20 (16 + 4).

Si el ejercicio nos dijese que proporcionáramos los dos siguientes resultados, estos serían el 203 y el 20, por este orden, y la cadena quedaría entonces así:

3, 4, 8, 8, 23, 12, 68, 16, 203, 20 ...

Y así hasta el infinito. Como ves, no son difíciles, y se trata exclusivamente de averiguar la ley o leyes que hacen aparecer sucesivamente los números que van formando una secuencia lógica. Finalmente, habrá que tener cuidado para no equivocarse en las operaciones.

B) Fichas de dominó

Desde luego que no hace falta conocer las reglas de este famoso juego para resolver exitosamente estos tests. Solamente, y al igual que hicimos con las sucesiones numéricas, debemos razonar un poquito en busca de la ley o de las leyes que hacen posible la aparición de una secuencia lógica, y con ella la incorporación de más fichas de dominó.

Estos tests se utilizan con bastante frecuencia en algunas oposiciones, debido a que ofrecen unos resultados muy objetivos y fiables. Por ello, vamos a dedicarles una especial atención en este apartado.

En primer lugar, es fundamental apreciar que cada ficha tiene *7 palos* o posibilidades distintas, comprendidas entre el 0 (la blanca) y el 6. Esas posibilidades son dobles, pues los posibles resultados aparecerán dos veces:

— Uno arriba y otro abajo, cuando la ficha está colocada en posición vertical, como el numerador y el denominador de una fracción.

— De izquierda a derecha, si la ficha está tumbada.

De igual modo, los dos números de ambas partes de la ficha podrán ser coincidentes, como, por ejemplo, el 3/3, formando así lo que se denominan *dobles*. Si la ficha no es un doble, entonces su numerador y denominador no serán coincidentes y esta cambiará de imagen si invertimos su posición.

Recordad en este último caso que se tratará de *fichas distintas*, en las cuales será necesario conocer el orden adecuado de sus dígitos.

El orden de las fichas puede ser *creciente o decreciente*, pero es de vital importancia saber que, si subimos hasta el número 6, ahí no se acaba la posibilidad de seguir subiendo, y una unidad más nos llevará otra vez hasta la blanca. Así sucesivamente, formando *círculos viciosos sin fin*.

Observa con detenimiento la secuencia de fichas de dominó expuesta a continuación. Fíjate en algunas de las características que mencioné anteriormente:

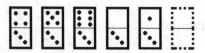

Se trata de encontrar qué ficha correspondería a la derecha, donde tenemos una en blanco dibujada mediante trazos discontinuos y que nunca debéis confundir con la blanca doble.

En este primer ejemplo, que dicho sea de paso es realmente sencillo, observamos que todos los denominadores son iguales. Así, hemos de pensar usando la lógica que deberemos encontrar otro 3, como denominador final, en la ficha derecha de resultado.

En cambio, el numerador lleva una línea ascendente; es una unidad mayor cada vez. Observa cómo se forma ese círculo vicioso de modo que, cuando llegamos a la ficha más alta, el 6, podemos seguir subiendo, a base de dar vueltas cerradas, empezando otra vez por la blanca, luego por el 1 (en el juego del dominó se le conoce comúnmente con el nombre de «pito») y, en este ejemplo, seguiría hasta el 2, que se trata del numerador buscado. Por tanto, la ficha solicitada será la 2/3.

Observa este segundo ejemplo:

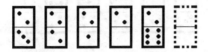

En este caso, y al contrario que sucedía en el ejemplo anterior, el numerador siempre es el mismo, el 2, por lo que lógicamente continuará siendo el mismo número en la ficha de resultado marcada con trazos discontinuos.

El denominador va descendiendo de una unidad en una hasta llegar a la blanca, pero, al igual que sucedió en el ejemplo anterior, puede seguir bajando. Recuerda que dijimos que las fichas van formando infinitos círculos cerrados. En esta ocasión empieza un nuevo círculo por el número 6, tras haber descendido anteriormente hasta el 0. Por ello, la ficha solicitada corresponderá al 2/5.

Veamos seguidamente un nuevo ejemplo:

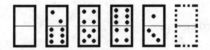

En este caso nos encontramos ante un numerador que va subiendo de dos en dos unidades. Una vez más (y como sucede con mucha frecuencia) llega hasta el final, el 6, y sigue subiendo lógicamente otras dos unidades (la blanca y el 1), por lo cual el resultado final será un 3.

En el denominador nos encontramos simplemente con una escalera descendente, que baja de una unidad en una y que debe finalizar en un 2 como resultado, por lo que la ficha solicitada será el 3/2.

Otra vez, en el siguiente ejemplo (parecido al anterior), el numerador sube una unidad por ficha, por lo que debe acabar como blanca en la ficha resultado de la derecha, mientras que el denominador baja de dos en dos unidades para acabar también en 0, es decir, como blanca. En conclusión, la ficha que se solicita será la blanca doble o 0/0.

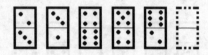

Vamos con un nuevo y distinto ejemplo:

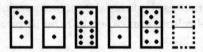

En este caso podemos observar la existencia de una ficha intrusa, el 1/1, que va apareciendo de forma intermitente y que sería el resultado que nos piden.

Las otras fichas alternas forman una secuencia cuyo numerador va subiendo de una en una unidad y el denominador baja de dos en dos unidades, formando una futura 6/2, pero os recuerdo que, como no nos la piden, no tendremos por qué escribirla. Aun así, es bueno conocerla.

Veamos otro ejemplo:

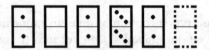

No hay que dejarse engañar al ver tantos dobles.

Aquí tenemos otro caso de ficha intrusa, otra vez el 1/1. Por otro lado, vemos una secuencia distinta de fichas que se van alternando con el 1/1, la cual sería el resultado de ir sumando tres unidades cada vez, tanto al numerador como al denominador, y que nos daría como resultado final la ficha 6/6.

Un nuevo ejemplo:

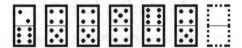

Veamos un nuevo caso de intrusismo, que produce la existencia de dos secuencias alternas distintas. En primer lugar nos encontramos con el incremento de dos en dos unidades en los numeradores de las fichas 1, 3, 5, y lógicamente de la 7, que es la ficha resultado. Por otra parte, los denominadores bajan de una en una unidad: 6, 5, 4... por lo que hemos de esperar un 3 en la ficha resultado. Esta será finalmente la 1/3.

La ficha 4/5 forma una secuencia alterna con la anterior (que era la solicitada). Obsérvese cómo se transforma en su inversa, la 5/4. Otra vez vuelve a invertirse, volviendo a ser la 4/5, y así sucesivamente.

A continuación vamos con otro ejemplo similar:

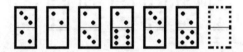

En esta ocasión no existe ficha intrusa formando una segunda secuencia como en el ejemplo anterior, ya que la ficha 3/2 va invirtiéndose sucesivamente, y de forma alterna, con las fichas que forman la segunda secuencia, hasta acabar como 2/3 en la ficha de resultado.

Es bueno hacer siempre un esfuerzo para conocer la segunda secuencia cuando estés practicando, aunque no nos la pidan, pues te servirá a modo de entrenamiento. Podemos observar en ella a la 2/0, la 2/6 y la 2/5. No es difícil adivinar que los numeradores son siempre el número 2, y que los denominadores bajan una unidad cada vez, por lo que la siguiente ficha de esta secuencia será la compuesta por los dígitos 2/4.

Vamos con otro ejemplo. Intenta sacar tú solo el resultado durante unos segundos. Si quieres, puedes anotarlo en el propio libro, en la ficha discontinua:

161

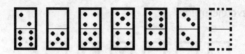

Observemos que existen nuevamente dos secuencias distintas. Por un lado nos encontramos con las fichas 1, 3 y 5, además de con la ficha resultado (la número 7), en las que sus numeradores aumentan dos unidades cada vez y sus denominadores, en cambio, van descendiendo una unidad por ficha, formando finalmente la 1/3.

La secuencia alterna está compuesta por las fichas pares. La ley que las rige hace que los numeradores pierdan dos unidades cada vez y que los denominadores hagan lo mismo de una en una unidad, formando la 1/2, que en este caso es una ficha *no solicitada*.

Estudia el siguiente ejemplo y anota el resultado:

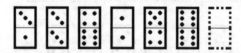

En la secuencia impar, formada por las fichas 1, 3, 5 y por la correspondiente al resultado, vemos cómo el numerador sube una unidad cada vez y el denominador baja dos unidades, por lo que la ficha solicitada será la 6/2.

La secuencia formada por las fichas pares contiene fichas dobles cuyo único dígito baja dos unidades cada vez. Así, la siguiente ficha de su secuencia sería la 4/4.

Fácil, ¿no?

Resuelve el nuevo ejemplo:

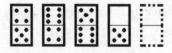

Lo primero que nos llama la atención es que ha disminuido considerablemente el número de fichas que aparecen ahora.

Cuando estas sean pocas, debes sospechar que solo existe una única secuencia.

¿Has dado ya con el resultado?

Bueno, aquí va la solución. Observa que el numerador de cada ficha es siempre el denominador de la siguiente, y que el denominador corresponde al numerador de la ficha que le sigue a continuación incrementado en una unidad. Por ello, la ficha resultado que nos solicitan será la 6/0.

Era fácil, ¿no? Es cuestión de práctica y también de echarle un poco de imaginación al asunto, aunque estas secuencias de fichas pueden llegar a complicarse terriblemente. No es mi objetivo enseñarte todos los casos, sería algo imposible. Deseo únicamente que te familiarices con ellas y con sus secuencias más frecuentes.

Resuelve el siguiente ejemplo:

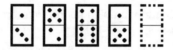

Es un caso similar al que hemos visto en el ejemplo anterior. En esta ocasión, si sumamos una unidad a un numerador, vemos que obtenemos el denominador de la siguiente ficha, y si sumamos dos unidades al denominador, obtendremos el numerador de la siguiente ficha también. Con esta lógica, es de esperar que la ficha solicitada sea la 0/2.

Un nuevo ejemplo:

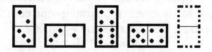

Que no te asusten las fichas que están tumbadas. Las verticales se leen de arriba abajo y las tumbadas de izquierda a derecha. Si te fuesen más complicadas, siempre podrás levantarlas mentalmente hacia la derecha, girándolas en sentido de las agujas del reloj.

En las fichas tumbadas, el numerador corresponde a su parte izquierda y el denominador a su derecha. Los numeradores van aumentando, a través de cada ficha, de una en una unidad, y los denominadores disminuyen de dos unidades en dos, por lo que la ficha solicitada será la 6/2.

Vamos con otro ejemplo:

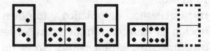

En este caso puedes ver cómo los numeradores aumentan de tres unidades en tres, y los denominadores lo hacen de una en una, por lo que la ficha buscada no es tampoco difícil de hallar. Se trata de la número 0/0.

Las fichas de dominó también podrán aparecerte en los tests dispuestas por parejas:

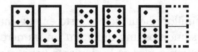

En este ejemplo tenemos tres parejas y una ley lógica que nos permite pasar de la primera ficha de cada pareja a la segunda. Te lo he puesto inicialmente muy sencillo:

Las fichas están «cruzadas», es decir, el numerador de la primera es el denominador de la segunda, y el denominador de la primera es el numerador de la segunda. De este modo, la ficha resultado será la 6/2.

Observa que la ley que nos permite pasar de una ficha a otra debe ser la misma en cada una de las tres parejas.

Vamos a ver qué sucede ahora:

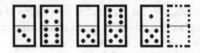

Nuevamente se trata de descubrir que relación guardan las parejas entre sí, relación que será constante e invariable en cada una de ellas.

Si restamos dos unidades al primer numerador, obtendremos el segundo denominador, y si sumamos una unidad al primer denominador, obtendremos el segundo numerador.

Por ello, la ficha solicitada será la 6/6.

Mira con atención este nuevo ejemplo.

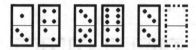

Podemos ver que estas fichas están emparejadas de modo que el segundo numerador es igual al primero más tres unidades, y si restamos una única unidad del primer denominador obtendremos el segundo. Así, el resultado será la ficha 6/2.

Revisa este otro ejemplo, el cual quizá te sea algo más complicado de resolver:

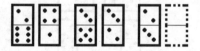

La solución estaba un poco más escondida, pero tampoco es difícil de hallar.

Los numeradores de cada pareja suman seis unidades y sus denominadores suman siete. Aplicando esta norma, el resultado será la ficha la 4/4.

Un poquito más complejos pueden ser los problemas en los que las fichas de dominó nos aparezcan agrupadas por tríos.

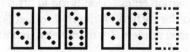

En este caso, la solución es mucho más sencilla de lo que pudiese parecer a simple vista. ¿Puedes dar con ella?

Se trata simplemente de sumar las dos primeras fichas del trío (el numerador con el numerador y el denominador con el denominador) para obtener así la tercera. De este modo, el resultado será la ficha 0/2.

Observa que, como la suma de los numeradores da un total de siete puntos, lo cual equivale a una unidad más que el 6, lo que hacemos entonces será empezar otra vuelta por la blanca.

Un ejemplo similar:

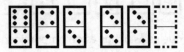

Hacemos una simple resta (al igual que en el caso anterior hicimos una suma) para obtener como resultado la ficha 0/1.

Más complicados pueden parecer, al menos a simple vista, los problemas como este:

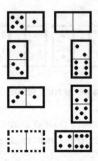

Se trata de una espiral que empieza por la ficha 3/1, y que como puedes apreciar se encuentra tumbada.

Puede ayudarte a resolverlo el imaginar que cada ficha es un coche que está circulando en dirección hacia la ficha resultado, el cual posee (como todos los coches) un morro delantero, que en el caso de la primera ficha es el número 3, y un maletero o parte trasera que sería el 1.

166

Los morros de los coches van disminuyendo una unidad cada vez, y los maleteros, o partes traseras, aumentan dos unidades, por lo que el coche final, ¡perdón!, la ficha final, será la 3/1.

Vamos finalmente con el último ejemplo, el cual es como un mosaico y parece el más difícil de todos:

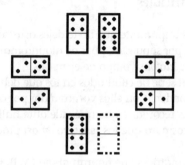

¿Puedes ver la solución?

Las cuatro fichas horizontales (tumbadas) son casi las mismas si estuviesen frente a un espejo. Observa cómo los cuatro dígitos más exteriores, el 2 y el 1, se mantienen en su posición. En cambio, los dígitos interiores, formados por el 5 y por el 3, la han invertido.

Ahora se trata de aplicar las mismas normas a las cuatro fichas verticales, y así, para hallar la ficha resultado, habrá que mantener intactos los dígitos exteriores, en este caso el 4 y el 5, y proceder a invertir los interiores.

Según lo anterior, el resultado será la ficha 1/5.

Una vez hemos hecho lo más difícil, que es descubrir la ley que rige el problema en cuestión, se trata de procurar no equivocarnos en lo más fácil, esto es, cometiendo un error tonto a la hora de hacer las cuentas.

También podríamos despistarnos y cambiar el orden de los dígitos sin darnos cuenta, invirtiendo el resultado de la ficha final, lo cual desemboca lógicamente en un error.

En la sección de ejercicios encontrarás unos cuantos más de ellos, con el correspondiente solucionario, para que continúes practicando.

Vamos finalmente con el último tipo de ejercicios psicotécnicos que trataremos en esta sección. Son unos problemas que, de entrada, tienden a asustar a algunas personas dado el diseño que presentan. Se los conoce habitualmente con el nombre de matrices.

C) Figuras matriciales

Ante todo, es importante que no te dejes asustar por este nombre (ni por ninguno, por supuesto), pues de alguna manera tenemos que denominar a este inofensivo tipo de ejercicios.

Vas a ver una serie de cuadrados en los que deberemos encontrar la lógica que esconden. Con ellos vamos a dar por concluida esta sección, no sin antes recordarte que más adelante hallarás nuevos ejercicios psicotécnicos para que los resuelvas y así practiques y te entretengas un rato.

¿Cuál de las matrices que figuran abajo (A, B, C, D) corresponde a la que está en blanco, dibujada mediante trazos discontinuos, en la fila superior?

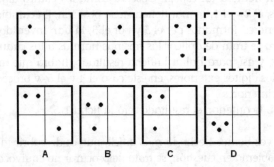

¿Ya lo has adivinado?

La respuesta es la C. Fíjate en la evolución del puntito negro, el cual va girando en el sentido de las agujas del reloj, y en la de los dos puntitos gemelos, los cuales lo hacen en sentido inverso.

No debes confundirte con la B, en la cual, si bien es cierto que presenta la misma distribución que la C, los dos puntitos gemelos aparecen en la parte inferior del cuadrante y no en la parte superior, donde les corresponde estar.

Vamos con otro ejemplo. Intenta adivinar la solución tú solo, durante unos instantes.

Si lo deseas, puedes intentar predecirla, esto es, dibujarla en el libro sin mirar las cuatro opciones posibles.

En el caso de que te encuentres con alguna dificultad, observa las opciones, entre las que se encuentra la correcta, y selecciona la que creas acertada:

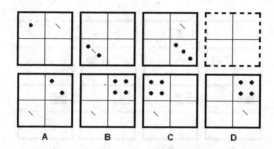

Vemos que va apareciendo un puntito nuevo cada vez, los cuales van cambiando de cuadrante en sentido contrario a las agujas del reloj.

La rayita va saltando entre dos cuadrantes, siempre los mismos, y son los que forman la diagonal derecha. Lo hace alternando su aparición entre ellos.

La única matriz que obedece a esta regla es la B.

Resuelve el siguiente ejemplo:

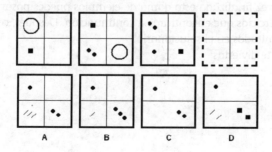

Fíjate primero en el círculo, el cual cubre una diagonal y después desaparece. El resto de figuras va apareciendo por el cuadrante inferior izquierdo, suben hacia el cuadrante superior, hacen la misma diagonal que hizo el círculo (hacia abajo y hacia la derecha) y finalmente desaparecen.

La única matriz que sigue esta regla es la A. La C no podría ser nunca debido a que no aparece ninguna figura nueva en su cuadrante inferior.

Vamos con el último ejemplo:

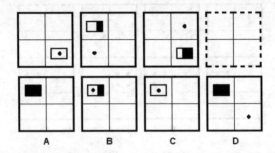

En este caso tenemos un rectángulo que va alternando de cuadrante a la vez que se va rellenando de color. Por otra parte, un puntito se va moviendo, aparentemente sin control, por todos los cuadrantes.

La respuesta correcta a este problema es la opción A, donde terminan confluyendo las dos figuras (el cuadrado tapa al puntito).

Una vez finalizada esta gama de ejemplos puedes pasar a resolver los ejercicios que encontrarás a continuación. Después, comprueba los resultados en el solucionario.

¡Que te diviertas!

EJERCICIOS

A) Sucesiones numéricas

Completa las secuencias lógicas. Escribe los resultados en el propio libro para tu mayor comodidad:

1) 5, 8, 12, 17 ...?
2) 3, 2, 4, 4, 5, 8, 6, 16, 7 ...?
3) 4, 2, 6, 8, 14, 22 ...?
4) 3, 5, 9, 17 ...?
5) 1, 3, 11, 123 ...?
6) 25, 21, 16, 10 ...?
7) 8, 12, 16, 24, 32, 48 ...?
8) 3, 9, 7, 4, 8, 9, 5, 7, 11, 6, 6, 13, 7 ...?
9) 1, 2, 5, 14 ...?
10) 46, 24, 43, 42, 37, 24, 28, 42 ...?

B) Fichas de dominó

Encuentra la ficha que sigue, tal y como hicimos en los ejemplos anteriores:

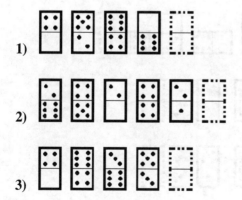

171

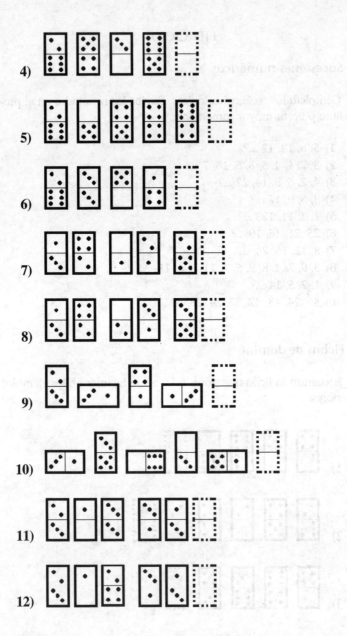

172

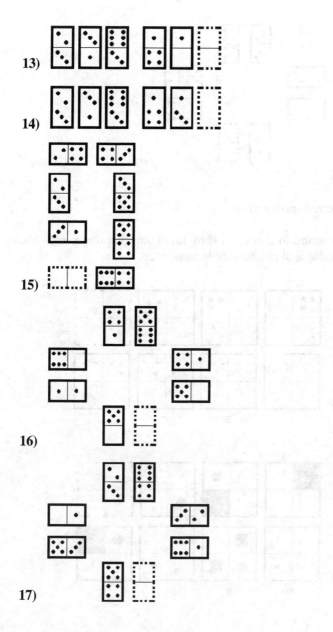

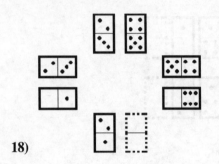

18)

C) Figuras matriciales

Encuentra la figura, de entre las cuatro propuestas más abajo, que se adapte al resultado de la secuencia:

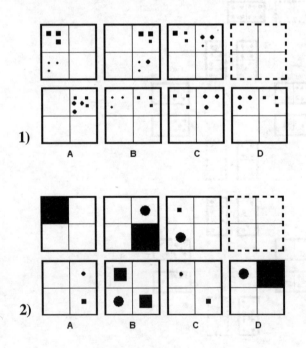

174

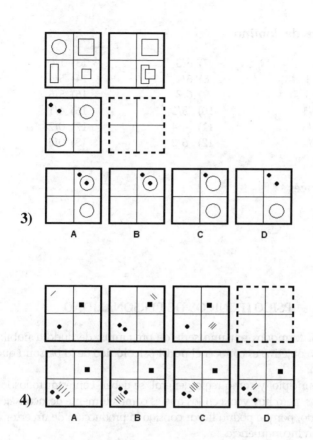

3)

A   B   C   D

4)

A   B   C   D

SOLUCIONARIO

A) Sucesiones numéricas

1) 23	6) 3
2) 32	7) 64
3) 36	8) 5
4) 33	9) 41
5) 15131	10) 16

B) Fichas de dominó

1) 1/1	7) 6/3	13) 1/0
2) 4/3	8) 6/4	14) 5/4
3) 2/5	9) 6/3	15) 5/6
4) 4/1	10) 5/5	16) 4/1
5) 1/3	11) 4/4	17) 0/2
6) 5/1	12) 6/2	18) 0/6

C) Matrices

1) D
2) A
3) C
4) C

PSICOTÉCNICOS DE PERSONALIDAD

Están formados por una serie de preguntas, de dudosa fiabilidad, cuyo objetivo es conocer el **perfil psicológico** de la persona que lo realiza.

En principio, y como regla general, se deben contestar todas las preguntas, pero hay veces en las que es completamente desaconsejable hacerlo, porque podría llevar consigo la producción de un error o de alguna incongruencia.

Por ejemplo, si te preguntan: «¿Te gusta montar a caballo?».

Si no has montado antes, no deberías responder. No hay que confundir lo que nos gusta con lo que creemos que nos podría gustar si lo probásemos.

Quizá nos aparezca más adelante una pregunta como esta: «¿Has subido alguna vez a un caballo?». Si la respuesta es aquí negativa, puedes caer en contradicción con la pregunta anterior, la cual se refería a si habías subido alguna vez a un caballo, suponiendo que la contestación a esta hubiese sido afirmativa.

El motivo es bastante lógico, ya que, si no has montado nunca, ¿cómo vas a decir que sí te gusta?

Puede parecer insensato ante el examinador (o ante el psicólogo controlador del test) que alguien afirme que le gusta aquello que no ha probado nunca, ¿no crees?

En estos tests suelen aparecer muchas preguntas planteadas con la exclusiva finalidad de buscar **contradicciones en la personalidad** de quien los hace, bien sea al estilo de la pregunta anterior o bien sea preguntando lo mismo de distinta forma, o incluso varias veces. Estas preguntas suelen estar camufladas entre otras triviales, que son personales y no tienen ningún misterio, como preguntas acerca de los gustos, por ejemplo. Evidentemente, aquí nadie te puede puntuar de forma negativa, pero responde siempre con los mismos gustos, no digas cada vez una cosa distinta si antes te encontrases con la misma pregunta.

A veces se puede hacer necesario «mentir» un poquito para dar la imagen buscada. Por ejemplo:

— Un aspirante a policía no debería decir que en determinadas ocasiones podría perder la paciencia en su trabajo, pues recordemos que, entre otras cosas, lleva un arma, aunque hubiese algo de cierto en ello.

— Si la pregunta es que si te quedarías con un billete que te encontrases en la calle en el supuesto de que no conocieses al dueño, lo lógico es responder que sí, porque ¿qué otras opciones válidas te quedarían? Una respuesta negativa podría ser indicio de una personalidad infantil.

— Si nos saliese un posible trabajo en una guardería, por citar un último ejemplo, y tuviésemos que pasar este tipo de prueba, en los tests deberíamos afirmar que tenemos una gran paciencia y que nos gustan mucho los niños, aunque estemos exagerando un poco.

En general, esta es la línea que habría que llevar también en las entrevistas de trabajo.

Ante cualquier duda, respondamos con aquello que nos gustaría oír si fuésemos nosotros las personas que van a corregir el test, salvo en las preguntas sobre los gustos personales, antes mencionadas, cuyo único objetivo es hacer de relleno, formar «paja» y dejar que la persona que está haciendo el test se confíe.

Por cierto, que nadie se sienta molesto por estas recomendaciones o culpable por llevarlas a efecto, sobre todo en las oposiciones, pues son muchas veces los organismos oficiales, o sus personas delegadas, las primeras que «enchufan» a alguien cercano a ellas cuando pueden hacerlo. Por tanto, y por desgracia para algunos y suerte para otros, las oposiciones se convierten así en una guerra en la que todo vale.

9

Preparación Psicológica

ESTA sección no está dedicada solamente a quienes se examinan, sino a todo el mundo, ya que la vida es un continuo examen. Siempre se está luchando contra algo, buscando objetivos.

Vamos a abordar esta apasionante asignatura como una de las esenciales de este curso, pues de nada le serviría al alumno que más ha estudiado, o al que mejor memoria posea, enfrentarse en el momento de la verdad contra el examen y «fastidiar» su actuación por culpa de esos dichosos nervios incontrolados.

No tengo la menor duda de que, para ser un campeón memorizando, un campeón estudiando cualquier materia o un brillante opositor, se necesita también una psicología a prueba de bomba, una psicología también de campeones. Una alta, pero que muy alta autoestima, y como esto no tiene nada de malo, sino todo lo contrario, voy a intentar encarecidamente que todos los lectores que estáis ahí en frente descubráis los secretos que pueden hacer realidad un sueño fantástico. Especialmente los más necesitados psicológicamente, a quienes dedico mayormente este apartado y a quienes deseo contagiar mi entusiasmo, que no es otra cosa sino el resultado de aplicar en mi vida las sencillas directrices que irás conociendo a continuación.

Lee esta sección detenidamente reflexionando sobre su contenido. Intenta hacerte después una especie de autocrítica, es decir, compara esta información con tu personalidad y con tu forma de ser, de la siguiente manera:

¿Qué similitudes y diferencias posees con las características de las distintas personalidades que has descubierto?

¿Cómo eres y cómo te gustaría ser?

¿Eres capaz de sentir suficiente cariño hacia ti?

Cuando acabes de leer esta sección vuelve aquí y responde a estas preguntas.

LOS EXÁMENES

A la mayoría de los estudiantes, los exámenes les producen miedo, cuando no pánico. Esta percepción real de miedo se basa en un supuesto falso:

Suspender es malo

Pues sí, esta afirmación es un error. Recuerda que estamos hablando de exámenes y no de oposiciones. Suspender no es malo, ni siquiera debería ser preocupante (en el sentido estricto de la palabra). Lo malo, o, en todo caso, lo preocupante, sería no estudiar o estudiar mal. Tampoco podemos decir al cien por ciento que sea siempre malo suspender una oposición. Normalmente, y si hablamos con porcentajes en la mano, será claramente preferible aprobarla, pero ¿cuántas personas han encontrado un trabajo mejor abriéndose paso por otros derroteros debido a que suspendieron inicialmente esa oposición? De repente, el pensamiento inicial de este grupo de personas, que consistía en que el resultado de «no apto» en su oposición era algo malo, lo peor que les podía pasar, cambia por otro de satisfacción y descubren que lo malo hubiese sido aprobar y aceptar el empleo por el cual se opositaba en un principio. Descubren contra todo pronóstico que lo bueno ha sido, en definitiva, no aprobar. Pero, ¡ojo!, este resultado final, que el tiempo les ha etiquetado como el más satisfactorio, les viene dado exclusivamente a aquellas personas que, por su tenacidad, no se desanimaron tiempo atrás ante ese aparente fracaso, y por ello buscaron, sin perder la ilusión, caminos nuevos. En ningún caso me referiré a aquellas personas que encuentren un pretexto o una excusa para suspender voluntariamente al leer estas líneas, que, aunque parezca mentira, también las hay. Las personas que así piensan ni tienen tenacidad ni autoestima, y están avocadas al fracaso más estrepitoso mientras mantengan en vigor su forma de pensar y su manera de actuar.

Por otra parte, no deseo en absoluto que se interpreten mal mis palabras, pues por supuesto que el principal propósito de todos los estudiantes, y mucho más el de los opositores, debe ser el de aprobar sus exámenes, y si es con la máxima puntuación, aún mejor. Es precisamente este propio motivo el que me lleva a incluir en este curso el actual apartado psicológico.

Cuando un alumno está haciendo un examen, lo último que debe preocuparle es el resultado final, esto es, si lo va a aprobar o lo va a suspender. Un buen ejemplo sería el de un conductor de automóvil que está preocupado por si va a llegar vivo, y sin sufrir un accidente de tráfico, a su ciudad de destino, en vez de relajarse y disfrutar del viaje.

Cuando se hace un examen hay que dejarse llevar por la ilusión (¿por qué no?) y disfrutarlo, del mismo modo que haríamos con cualquier otra cosa que nos ilusionara. No tenemos otra opción mejor. Nos interesa hacerlo así porque, ante cualquier indicio de tensión, nuestra mente subconsciente querrá bloquear, usando sus mecanismos de defensa, la información que tenemos memorizada y que ahora queremos recordar llevándola hasta nuestra consciencia para poder desarrollarla en el examen. Si la memoria no llegase a quedar bloqueada completamente, sí que podría sufrir al menos ciertas restricciones, dependiendo del estado real de tensión nerviosa que presente cada persona ante su examen. ¿Quién no conoce a alguien que, por culpa de los nervios, se haya bloqueado mentalmente y debido a ello haya «blanqueado» en un examen, o en una prueba similar, en la que se jugaba algo importante?

Este blanqueo mental puede suceder incluso en los alumnos que más han estudiado o que mejor y más sólidamente tienen los conocimientos memorizados, los cuales creen tener una gran responsabilidad por ello y se sienten presionados para aprobar. Esta gran responsabilidad con la que cargan se les puede transformar en un peso excesivo. El motivo principal de estos blanqueamientos mentales que nos puede producir nuestra mente subconsciente es el

Miedo al fracaso

Cuando se está haciendo un examen, la suerte ya está definitivamente echada. Ante dicha prueba, y en ese preciso momento, ya no somos responsables de nada. Lo fuimos cuando nos la preparamos o nos la dejamos de preparar, pero en el momento de la verdad ya no debemos echarnos nada en cara, sino relajarnos, disfrutar del examen y dejar que nuestros conocimientos vayan fluyendo con toda normalidad.

El miedo al fracaso durante un examen viene porque se piensa, efectivamente, que suspender es malo. No obstante, ten en cuenta que no existe el fracaso en aquellas personas que han luchado con todas sus fuerzas. Si evitamos valorar excesivamente los exámenes y dejamos de asociarlos con el éxito y con el fracaso, estos dejarán de forma automática de producirnos miedo, lo cual hará que obtengamos los mejores resultados. Os lo aseguro.

Ni que decir tiene que el alumno que suspende un examen o una oposición y sufre por ello probablemente despertará en su subconsciente un temor a volver a pasar otra vez por la misma situación que le provocó dicho sufrimiento. Observa que ahora estoy hablando de que lo que hace sufrir no es el examen en sí, sino la valoración personal de los resultados obtenidos posteriormente a la realización de dicho examen, una valoración que seguro que no coincide con la valoración personal que tengan otras personas.

En definitiva: tenderá a generarse un estado de alerta, incluso de fobia, en la mente subconsciente del alumno que haya elegido valorar excesivamente los posibles resultados de un examen, incluso aunque este ya se haya celebrado (a veces mucho tiempo atrás) y esté esperando los resultados. De esta manera, cuando vaya a examinarse por segunda vez, sentirá un miedo en forma de infinidad de sensaciones físicas desagradables muy difíciles de dominar.

Este miedo sería el resultado de su actitud. Se forma como respuesta a ciertos mecanismos de defensa subconscientes. Tu subconsciente no entiende por qué estás ahí, pasándolo mal, y quiere que evites en el futuro esa situación u otra similar. Por eso sucede que, si te acuerdas de que tienes mañana (o la semana que viene) un examen importante, sentirás en el acto una desaprobación de tu mente ante tal obligación en forma de nervios incontrolados, de ansiedad, taquicardia, insomnio o cualquier otra desagradable sintomatología. Todo ello es por tu bien, para evitar que vayas de nuevo a examinarte; para evitar que repitas aquella experiencia que tan mal te lo hizo pasar.

Tu subconsciente, que en el fondo lo único que desea es protegerte (todas las fobias son mecanismos de defensa y de autoprotección que nos hace llegar esta «extraña» mente subconsciente que poseemos), no puede entender que por contestar unas preguntas (el examen es realmente solo eso, el resto es el montaje individual que crea cada persona) pongas en peligro tu salud, tu autoestima y tu valoración personal sobre ti mismo.

De la misma manera, sería un error en la etapa estudiantil (otra vez no en las oposiciones) pensar que:

Aprobar es bueno

Aprobar o suspender un examen ni es bueno ni es malo. Quizá se aprenda más para el futuro, a medio o a largo plazo, y nos ayude a motivarnos más, el hecho de haber tenido que enfrentarnos con un suspenso en alguna ocasión.

Quizá a corto plazo parezca bueno aprobar los exámenes a cualquier precio aunque no nos lo merezcamos. Pero ¿no os parece más sensato estudiar con una buena técnica en la época estudiantil, ganar una práctica magistral en la preparación y memorización de los temas y perder definitivamente el miedo a realizar los exámenes?

Conseguiríamos así unos estupendos años de práctica, de adquisición de conocimientos y de entrenamiento completo, lo cual nos abriría el día de mañana, sin ninguna duda, las puertas a nuestro futuro, tanto por medio de la realización de una oposición como mediante el fácil acceso a cualquier puesto de trabajo que sea un reflejo directo de lo que hemos estudiado, pues nos habremos convertido en auténticos expertos.

En cualquier caso, y gracias a estas prácticas, estaremos acostumbrados a rendir más y mejor, con lo que ello supone para entrar en el competitivo mundo laboral de nuestra sociedad o simplemente para seguir estudiando.

Muchas veces, el estudiante que simplemente aprueba acaba confiándose y relajándose. Se vuelve mediocre y no consigue, ni de lejos, el rendimiento que sería capaz de conseguir. Más tarde obtiene en las oposiciones unos pobres resultados, a pesar de haber sido un «buen estudiante» académico.

¡Cuidado! No estoy diciendo que sea bueno suspender de vez en cuando, sino que lo bueno o lo malo es la preparación técnica y psíquica que hacemos ante los exámenes.

El hecho de examinarse solo significa recoger los frutos de lo sembrado, y por ello no hay que buscar otra cosa en esos momentos. Y mucho menos milagros.

Está comprobado que cuando una persona responsable que ha suspendido una vez busca y encuentra las causas de ese «fracaso», es capaz de aprender de él y de reforzar sus puntos débiles. Conseguirá a la larga un rendimiento muy superior al estudiante conformista que va aprobando sin más.

Por otra parte, hay que tener en cuenta que en el resultado final de un examen intervienen con frecuencia otros factores que no dependen directamente del estudiante, y así este también puede aprobar los exámenes de maneras distintas que no le reportarán ningún beneficio en el futuro:

— Por suerte, quien solo estudia alguna pregunta o tema y le sale en el examen.

— Copiándose. A veces se da esta circunstancia de manera extremadamente fácil, ¿y quién no lo haría?

— Por lotería, aunque si el alumno no posee un mínimo de conocimientos acerca del examen, le será realmente difícil aprobar así en uno tipo test. Mucho más difícil que acertar el pleno de una quiniela haciendo una sola columna.

— Por enchufe. Es sin duda la excepción que confirma la regla. ¡Cuántas oposiciones se habrán aprobado así y en cuántas más sucederá lo mismo! Si en una oposición tienes esta posibilidad, no dudes en acogerte a ella; sería de necios no hacerlo, pues en ese caso lo más probable es que otros opositores lo hagan por ti. Todo esto sin parate a contar las veces en las que habrás salido perjudicado por este motivo en otras oposiciones que hayas hecho con anterioridad, así como las veces que esto mismo te seguirá perjudicando en el futuro si suspendes ahora. Y es que en las oposiciones todo vale.

Pero también es posible suspender por causas ajenas a nosotros, aunque los cúmulos de factores necesarios en los que pueda influirnos tan mala suerte solo pasan una vez en la vida, como tocarnos un buen pellizco en la lotería. Dos veces es realmente difícil, salvo que para ello se use inadecuadamente nuestro poder de creación.

Recordemos, por tanto, que el secreto no es aprobar o suspender un examen, sino saber prepararnos para afrontar su preparación previa y su realización final. También es fundamental saber tratarnos con comprensión y con cariño tras conocer los resultados, especialmente si estos han sido negativos. Así sacaremos a relucir en el futuro toda nuestra capacidad, y evitaremos que nuestro querido subconsciente nos deleite con uno de sus mecanismos de defensa echándonos una mano para ayudarnos... «al cuello».

El resultado siempre vendrá solo, seguro, por tanto no debes preocuparte por él. Simplemente se afronta lo que nos viene encima, sea mejor o peor, y después *debemos reaccionar y tratarnos como lo haríamos si le hubiese sucedido a la persona que más queramos en el mundo,* como si le hubiese pasado a ella.

Según lo anterior, y ante un ejemplo concreto, ¿qué debemos hacer o cuál deberá ser nuestra reacción si suspendemos un examen?

Debe ser la de sentirnos tranquilos, querernos, ser entonces nuestro mejor amigo o amiga y tratarnos en consonancia a ello. ¡Háblate y aconséjate con cariño! ¿Has probado a hacerlo delante de un espejo? Pues te lo recomiendo. ¡Hazlo!, y, cuando te separes de él, verás que algo en ti ha cambiado para mejor. Te sentirás aliviado y liberado. Repítelo con toda la frecuencia que sea necesaria, hasta que todo el cariño que te cojas te haga ser «una persona indispensable para ti».

Además, deberás estudiar y analizar, por supuesto, todos los factores que han influido en ese aparente «fracaso». Es seguro que, encontrar las causas de ese suspenso, nos ayudará a conocernos mejor y a saber prepararnos a conciencia ante los exámenes que realicemos en el futuro. Obrando de esta manera, con toda seguridad que tu suspenso se convertirá en futuros aprobados.

Por supuesto que aquí está fuera de lugar aquel «estudiante» que suspende reiteradamente porque no estudia o porque no se quiere preparar para ello. El que piensa solo y exclusivamente en divertirse y todo lo demás le importa un bledo. Esta persona debería madurar más y asumir valientemente su labor de estudiar, además de aprender a hacerlo.

Por cierto, ¿quién ha dicho que estudiar y examinarse no es divertido? El que piense que, sobre todo examinarse, no lo es, será porque piensa que se juega mucho cuando se examina, ¿no? Ahora bien, ¿qué sucede con la práctica de los deportes de riesgo? Existen muchos de ellos, y la mayoría de las personas que los practican no son profesionales, sino que lo hacen por pura diversión. Ellos también se juegan mucho, ¿verdad?, nada menos que la vida. Se juegan mucho más que alguien que se está examinando y solamente tiene ante sí un bolígrafo y un inofensivo trozo de papel.

Tampoco es necesario llegar a estos extremos con ejemplos tan clarividentes, pero ¿no te estás examinando, de un modo u otro, todos los días, desde que te levantas? ¿No te juegas nada, o te arriesgas, cada vez que sales a la calle, que subes a un automóvil, que cambias de acera o que pasas por delante de una fachada? ¿Verdad que sí?

Haciendo las cosas bien y con amor, todo puede llegar a ser muy divertido. Además, nos generará tiempo de sobra para pasarlo en grande y disfrutar de otras maneras distintas. Aprenderás a emplear todo tu tiempo, minuto a minuto, viviéndolo con mayor calidad y regocijo, descubriendo maravillosas sensaciones que acudirán a ti sin falta, puntualmente, como resultado del trabajo bien hecho.

El estudiante que sabe disfrutar plenamente con su labor no tiene miedo al resultado final y, sin miedo a ese resultado final, todos sacaremos a relucir nuestra mejor y más asombrosa capacidad, la cual nos hará disfrutar todavía más. Entraremos en un círculo vicioso y vertiginoso de constantes mejoras y progresos.

Creo que es algo que merece la pena intentar.

Los exámenes son necesarios

Si no fuese así, ¿cuántos de nosotros estudiaríamos? Seamos sinceros.

Sin los exámenes, mucha gente no sabría ni siquiera escribir o leer correctamente, y mucho menos conocer algo, sobre algún tema, con cierta profundidad.

Es necesario que todo estudiante llegue a comprender y a aceptar que los exámenes y las oposiciones son necesarios. Si lo entendemos así, aprenderemos a quererlos como algo bueno que forma parte de nuestra sociedad, aunque en ciertas ocasiones no se desarrollen de la manera más justa.

Los exámenes son necesarios porque nos obligan a estudiar y a aprender, a ser más competitivos y a estar más preparados en el futuro. Dividen o seleccionan a las personas que se esfuerzan de las que no. A las más responsables de las menos. No sería justo medir a todo el mundo con la misma regla y, por falsa «solidaridad», permitir que todos los estudiantes aprobasen, que todos ellos obtuviesen títulos, certificados o inmerecidos puestos de trabajo, con independencia de la cantidad y calidad de los conocimientos o aptitudes que hubiesen demostrado tener.

¿Qué tipo de sociedad crearíamos así?

Pues te lo digo, una sociedad vaga y sin preparación, sin ningún nivel. Sin profesionales especializados, porque ¿para qué se molestarían si al final todos obtendríamos lo mismo?

No voy a profundizar más a cerca de los resultados globales que, como consecuencia, obtendría esta sociedad (que ya precisamente no funciona demasiado bien) y que vendrían como caídos del cielo a todos los niveles, económicos, políticos, etc., porque sería salirnos completamente del tema que nos ocupa.

Démosles, pues, la bienvenida a los exámenes y a las oposiciones como algo importante y necesario, sin caer en falsas percepciones y sin mirar solamente la cara más negativa que a veces nos muestran. ¡Disfrutemos por tanto de ellos!, pero ojo, también ¡preparémoslos!

INFLUENCIA DEL FACTOR PSICOLÓGICO

El factor psicológico varía normalmente el rendimiento de un estudiante ante un examen situándolo entre un 60 y un 90 % del rendimiento máximo que podría llegar a obtener, descontando la información básica que todos tenemos bien aprendida, como podría ser, por ejemplo, escribir nuestro nombre y dos apellidos.

Tampoco son de extrañar porcentajes muy inferiores en el rendimiento, los cuales pueden llegar incluso hasta el «0» % mondo y lirondo, en el caso de los estudiantes que, por exceso de tensión nerviosa, por exceso de la carga psicológica a que se someten, llegan a presentar vómitos, diarreas, mareos, angustia, taquicardias, dolores de pecho o de estómago y un largo etcétera. Algunos llegan hasta el extremo de tener que abandonar el examen o no poder a presentarse ni siquiera a él.

Un determinado porcentaje de estas personas pueden «caer en un pozo», generar una fobia basada en el miedo tan grande que han experimentado y necesitar ayuda especializada para salir de esa situación. Particularmente, cada vez acuden más personas a mi consulta personal aquejados de este tipo de problemas, presentando uno o incluso todos los síntomas posibles, desprovistos de ilusión, sin capacidad de concentración y sin autoestima. En estos casos se hace necesario tratarlos adecuadamente antes de que se hundan y se desmoronen por completo.

Ante una oposición o examen importante hay básicamente **tres tipos de personalidades** de estudiantes (en exámenes poco importantes el factor psicológico influye en menor medida), atendiendo al grado de preparación del temario y a su rendimiento:

a) Los SUPERPREPARADOS. Representan sobre un 2 %, y el factor psicológico (f.p.) les puede llegar a reducir su máximo rendimiento teórico hasta un 80 ó 90 % del total.

Suelen tener bastante seguridad en sus conocimientos, y algunos incluso una alta confianza en sí mismos. Como regla general, «van en plaza» en las pruebas de la oposición a medida que van siendo publicados los resultados parciales. Un alto porcentaje de ellos copará los primeros puestos.

b) Los POCO PREPARADOS, y especialmente los que van a probar suerte, pero los que van con esa intención de verdad, no los que se preparan lo mejor que pueden y luego dicen que van a «ver que pasa» para estar justificados ante los demás en caso de suspender, tratando de ocultar así todo el miedo que realmente poseen.

En este grupo, que representa alrededor de un 20 % de todos los opositores, el f.p. les puede reducir su rendimiento teórico hasta otro 80 ó 90 %, ya que no se juegan mucho y lo saben.

c) Los MEDIANAMENTE PREPARADOS. Sin duda alguna, aquí está representada la gran mayoría de los aspirantes, en los que el mencionado f.p. les reduce su rendimiento, como media, hasta un 60 u 80 %, pues saben que pueden estar en el corte de selección de los elegidos. Se crean por tanto mucha responsabilidad y son realmente los que más sufren. De hecho, casi todos lo suelen pasar mal o muy mal, incluso los que sacan al principio buenos resultados parciales, pues como la oposición sigue y les brilla una pequeña luz de esperanza, se crean más responsabilidad aún y, con ello, se añaden más presión psicológica.

También pertenecen a este grupo aquellos opositores que obtienen un rendimiento nulo, el cual es debido a las causas que mencioné anteriormente relativas al exceso de presión psicológica y de responsabilidad a la que ellos mismos se someten.

NOTA: Con frecuencia uso el término oposición o hago referencia a los opositores. El resto de estudiantes académicos, o que no opositáis, no os sintáis discriminados en ningún caso por ello, porque también va por vosotros. El opositor también se examina, mientras que el estudiante académico no tiene por qué hacer oposiciones. Lo que los dos tienen en común es que realizan exámenes, desde los más importantes y de mayor envergadura (las oposiciones) hasta un pequeño control de la asignatura menos importante que se realice en cualquier momento del curso académico.

Por este motivo, haciendo referencia al opositor, puedo englobar a la vez a todos los estudiantes que tengan que prepararse algún tipo de examen. En este caso en concreto, la diferencia la tenemos en que, para el estudiante no opositor, el factor psicológico será menos importante, aunque para muchos siga siendo algo terrible la experiencia de tener que enfrentarse ante un examen cualquiera.

ETAPAS EN LA PREPARACIÓN PSICOLÓGICA

La preparación psicológica pasa forzosamente por tres etapas:

1.ª La PREPARACIÓN DEL TEMARIO, la memorización y el repaso. Es la etapa más larga y en ella es donde el (f.p.) influye menos.

189

Además, y por excepción, lo puede hacer incluso de forma positiva. Sucede así cuando el opositor se motiva soñando con aprobar y creando sus ilusiones.

Dice, por ejemplo: «¡Fíjate qué bien como apruebe!», o «¡Si aprobase, sería estupendo, porque...!». Y otras expresiones similares. Algo que por otra parte está bastante bien.

En esta fase el estudiante considera inconscientemente que el «peligro» del cara a cara con el examen está aún muy lejos y, por tanto, hay tiempo suficiente para reaccionar e ir bien preparados.

2.ª La PROXIMIDAD DE LOS EXÁMENES. En este caso el (f.p.) influye ya negativamente. Parece que nos empiece a faltar tiempo y que nuestros conocimientos nos bailen de vez en cuando en la cabeza.

La información memorizada no parece ser demasiado sólida. Efectivamente, así será si ya existe un exceso de tensión emocional.

3.ª El MOMENTO DEL EXAMEN y sus horas previas. A veces incluso desde unos días antes.

Es el no va más. Pueden aparecer enfermedades reales o incluso imaginarias. El sufrimiento motivado por una presión psicológica excesiva puede llegar a ser extremo.

Esta presión psicológica es normalmente máxima unos minutos o unos segundos antes de que empiece la prueba en sí, y traerá consigo la merma de nuestras cualidades.

Sin embargo, curiosamente sucede que a los pocos minutos de empezar el examen, si nuestro intrépido estudiante ha aguantado su presión emocional estoicamente, los nervios le disminuirán rápida y considerablemente, llegando con frecuencia a reprocharse (al término de la prueba) el haberlo pasado tan mal al principio, y exclamando a veces expresiones como esta: «¡Con todo lo mal que lo he pasado y luego el examen se ha terminado en un momento!».

Por si fuese poco, tras el examen el estudiante sigue habitualmente preocupado. En este caso, por comprobar y verificar que la información que ha expuesto su amigo en el examen coincida con la suya, y, si no coincide, llegará a pensar que es él quien probablemente se haya equivocado. Ahora ya tiene otro motivo más para sufrir.

Esta situación se puede agravar si llega a perder la confianza en sí mismo y hay más exámenes a continuación, como suele suceder en las oposiciones.

En nuestro caso, la primera clave de una buena preparación psicológica debe ser **prepararse el examen a conciencia**, dentro, claro está, de lo que nos sea posible hacerlo, ya que si no hemos podido prepararlo adecuadamente por falta de tiempo o de medios, tampoco deberemos en este caso ir al examen sufriendo o angustiados. Nada más lejos de eso.

Prepararse adecuadamente implica hacerlo con tiempo. No solo porque así dispondremos de él para nuestros fines, sino por la relajación que llevaremos durante todo el proceso de estudio, la cual nos permitirá hacer también otro tipo de actividades recreativas o de ocio.

En el caso de las oposiciones lo mejor es estudiar el temario y prepararse el examen incluso antes de que salga la convocatoria. Para esta labor contaremos con temarios de otras convocatorias, con exámenes ya hechos, trabajaremos con las materias o asignaturas que sabemos seguro que van a salirnos, etc. Piensa que gracias a ello es seguro que conseguimos unos conocimientos adicionales que servirán como complemento al temario de la convocatoria actual.

De este modo, cuando la convocatoria que nos interesa salga publicada oficialmente, ya dispondremos de los suficientes conocimientos para avanzar con rapidez y seguridad por el temario definitivo sin atascarnos.

Sucederá que habremos ganado mucho tiempo casi sin habernos dado cuenta, lo cual nos permitirá ir relajados desde el primer día.

Mucho antes de llegar a la segunda etapa, la de la proximidad de los exámenes, nuestra preparación del temario debería ser ya integral y perfecta.

UNOS CONSEJOS PSICOLÓGICOS

Prepararse con tiempo hará que no vayamos agobiados y que «disfrutemos» más incluso de los momentos previos al examen. Trabajando con constancia, todos los días un poquito, iremos preparando nuestra oposición casi sin darnos cuenta, maquinalmente y con gusto (la llegaremos a ver incluso atractiva), disfrutando también de otras cosas de la vida, lo cual nos hará pensar que no es tan dura la vida del opositor como parecía serlo al principio, pensamiento este que nos reforzará psicológicamente más todavía.

En las oposiciones debemos tener en cuenta que siempre existirán otros factores azarosos ajenos a nosotros, los cuales podrán influir un poco en nuestra suerte final. Así, *si finalmente no aprobásemos, no se hundirá el mundo* bajo nuestros pies y lo volveríamos a intentar. La estadística nos dice que un porcentaje importante de los alumnos que van muy bien... ¡ojo!, pero que muy bien preparados, aprueban su oposición en los cinco primeros intentos. No está mal, y más si tenemos en cuenta que haciendo la media de todas las oposiciones nos encontramos con que se presentan 30 aspirantes por plaza, lo cual quiere decir que, ante una oposición que salga todos los años, por ejemplo, se necesitarían 30 para aprobarla si nuestra preparación fuese normal, como la media. Por ello, conseguirlo en cinco intentos está bastante bien, pero ¿cuánto habrán estudiado y sufrido los pobres afortunados para ello? No obstante, mis alumnos suelen conseguirlo en el primer intento.

Recordad que la mejor estrategia para opositar y asegurarse así el futuro es *escalar oposiciones*, debiendo empezar, siempre que ello sea posible, por aquellas que presenten más plazas vacantes. En estas, el factor «dedo» es menos determinante, así como la preparación global de los aspirantes, la cual es bastante menor proporcionalmente.

Si, por el contrario, nos presentásemos a una oposición que solo cuente con dos o tres plazas, lo más probable (dada mi experiencia tras tratar con muchos cientos de alumnos) es que ya estén concedidas de antemano. Particularmente considero que una oposición es muy asequible cuando cuente con un mínimo de cinco plazas.

Una vez que ya tengamos el futuro resuelto podremos seguir tranquilamente con nuestra escalada de oposiciones hacia otros puestos mejores para nuestros intereses. Por regla general, puede ser muy perjudicial hacerlo al revés, esto es, empezar por una oposición con apenas dos o tres plazas, pues como dije anteriormente podrían estar ya asignadas de antemano y, además de desilusionarnos, podrían también hacernos perder un año de tiempo.

Ten en cuenta que la dificultad a la hora de conseguir plaza en una oposición nos la va a marcar *el número de vacantes* y no el número de opositores, pues si hay muchas plazas libres para cubrir y vamos bien preparados, entre los aspirantes nos encontraremos con un elevado porcentaje de ellos que apenas sabrán hacer «la O con un canuto», y que me perdonen los que no saben hacerla.

Recordad siempre que la *constancia es la clave del éxito,* y que todos los esfuerzos que hayamos hecho siempre habrán merecido la pena cuando aprobemos y logremos nuestro objetivo. Por ello, usemos esa constancia para estudiar día a día, ya que es muchísimo mejor hacerlo en sesiones cortas y frecuentes que en sesiones largas y sin periodicidad.

No escatimemos a la hora de prepararnos. Reforzad vuestra preparación psicológica pensando en lo que habréis conseguido después de aprobar los exámenes, pero con categoría, nunca con presión.

En todos lo exámenes llevad *al menos dos bolígrafos,* y si son buenos y de marca mejor que mejor, pues resulta muy fastidioso que el bolígrafo no escriba bien y tener que estar garabateando furiosamente en un folio antes de empezar el examen. En todas las pruebas escritas siempre hay alguien con este problema, que «pinta» en el papel esos garabatos invisibles y que finalmente acaba pidiendo un bolígrafo a quien le quiera escuchar porque el suyo no escribe bien.

Ya puestos, os recuerdo que el mejor será uno de color azul, sobre todo para los exámenes de desarrollo, porque la frecuencia de luz que refleja ante nuestros ojos será relajante (al igual que el rojo produce excitación). Así, suele producir bastante relajación ver folios de papel escritos con bolígrafo de ese color.

Hay que *enterarse correctamente de las instrucciones* que nos den, y no tengamos reparo en preguntar ante la más mínima duda. Nadie nos comerá ni se «quedarán con nuestra cara» para perjudicarnos. Por el contrario, es más fácil que favorezcan (si han de favorecer a alguien) a quien pregunta sobre algo de forma educada y amable.

Es muy importante concienciarse de que para conseguir un rendimiento próximo al 100 % hay que *ir a los exámenes como si tal cosa,* como si no nos jugásemos nada. Con la mayor relajación, autoestima y confianza que podamos alcanzar.

Nunca deberemos tener o mostrar sentido del ridículo, principalmente porque eso no existe, ya que «hacer el ridículo» es una valoración personal, no universal ni real. *Tampoco tendremos miedo* a ninguno de los examinadores, pero recuerda que a estos siempre les gusta que los traten con mucho respeto y educación.

Mientras estudiamos, y sobre todo tras los esfuerzos intensos, *hay que saber valorarnos personalmente y recompensarnos*. También hay que ser pacientes con las actividades largas, agotadoras o con aquellas que nos hayan producido resultados poco positivos, pues el trabajo del estudiante, como cualquier otra actividad, también tiene sus dificultades.

Un estudiante eficaz requiere una *alta dosis de autoestima* y de seguridad personal, así como de voluntad y de constancia. A su vez, hay que hacer todo lo posible por descartar temores o complejos. Seguro que ya vas sabiendo cómo es la mejor manera de hacerlo.

Debemos aprender a *admitir, sin ningún problema, nuestros errores* y nuestras equivocaciones, pues de ellos se aprende mucho más de lo que parece. No dudéis en empezar de nuevo cuando sintáis que es algo necesario.

Cuando estemos estudiando, *intentemos estar concentrados* en ese estudio presente, en lo que estamos haciendo, y solucionar o alejar cualquier tipo de problema, físico o mental, que pudiese afectar a nuestro rendimiento. Esto es bastante fácil de conseguir si contamos con una técnica de estudio eficaz.

Al empezar a estudiar, y sobre todo si tenemos temarios largos o complejos, procuraremos *armarnos de paciencia e ir pasito a pasito*, aunque nos parezca que aún nos queda mucho por hacer o que apenas avanzamos, pues es mil veces más rentable el ir dejando las cosas bien asentadas en nuestra mente, marcando todos los pasos de la forma que has aprendido a hacer, que avanzar por el temario velozmente y construyendo castillos en el aire (recordad el cuento de los tres cerditos y el lobo).

No debemos confiarnos demasiado con los compañeros que nos rodeen; solo con aquellos de los que estemos realmente seguros, pues muchos pueden influirnos negativamente por su falta de preparación, tanto técnica como emocional.

Practica las *técnicas de sofrología* para superar o mejorar algún rasgo de tu personalidad siempre que las necesites.

En el fondo, deberemos *ansiar la llegada de los exámenes*. Algo parecido a lo que les sucede en el hipódromo a los caballos de carreras, los cuales se encuentran impacientes en sus boxes antes de empezar a correr.

Evita hablar y hacer comentarios vanos o inapropiados con otras personas. Más aún en el caso de las oposiciones, donde nos estamos jugando nada menos que nuestro futuro.

Especialmente es aconsejable dejar de lado a los pelmazos de turno que no paran de decirnos que no han podido estudiar, que vienen solo a probar suerte, o nos cuentan su vida de cualquier otra forma (algunos incluso presumen de haber estado de juerga o de borrachera la noche anterior). Todo ello adornándolo con risas y gracias diversas, y esperando que nosotros les sigamos la corriente y les reconozcamos su «gran mérito».

En dos palabras, sintamos *Paz Mental*. Alejad de vosotros cualquier pensamiento que nos os sugiera eso y reemplazadlo por aquellos que sí lo hagan.

Hay que entrar al examen con el *piloto automático* puesto, sin analizar ni pensar en lo que estamos haciendo. Es otra forma importante de controlar los nervios.

Recordad, finalmente, que si sufrimos en exceso por culpa de los nervios, *el subconsciente tomará medidas defensivas* para evitarnos ese mal trago. ¿Y cómo no?, nos «ayudará» amablemente con un bloqueo mental o algo similar, para que abandonemos el examen, causa de nuestro sufrimiento, y dejemos así de padecer. ¡Qué rico!, ¿no?

Pero probablemente los nervios también querrán hacerse notar a nivel físico en un último intento de «ayuda», cebándose así con nuestro estómago, en nuestra respiración, etc. El subconsciente tuyo te querrá, en definitiva, tantear y proteger, según tú hayas evolucionado últimamente en ese aspecto. Es su forma de decirte:

¿Estás realmente a gusto donde estás y con lo que estás haciendo?

Siéntete feliz, sonríete y, usando tu sentimiento, repítete hacia tu interior:

«Gracias, amigo, pero hoy me siento seguro y no hay nada de lo que tengas que protegerme».

TÉCNICAS DE CONTROL Y RELAJACIÓN

Es inteligente toda aquella persona que sabe solucionar sus problemas, ¿no os parece?, pero ¿verdad que es mucho más la que sabe evitarlos?

Según lo dicho anteriormente, será correcto conocer técnicas de autocontrol y de relajación ante los exámenes y sus fechas previas, para solucionar así los problemas de tensión nerviosa (si los hubiere). Pero realmente sucede que cuando una persona sufre una crisis de nervios es bastante difícil que consiga un estado de relajación aceptable. Por ejemplo:

> Si un alumno está muy preocupado porque va a realizar su examen práctico para obtener el carné de conducir, y su profesor, que está sentado a su derecha, se da cuenta y le dice: «Tranquilo, hombre, relájate», el alumno probablemente le contestará: «¡Que más quisiera yo!».

De los párrafos anteriores podemos concluir que, mucho más importante que aprender a controlar los nervios, es **evitar que estos aparezcan**; sería una actitud más inteligente, y si finalmente apareciesen, que sea en la menor medida posible, para que podamos controlarlos más fácilmente.

Dicho control de nervios hará que suframos muchos menos (o nada) y que no perdamos en ningún momento nuestra sensación de seguridad y de confianza en nosotros mismos.

Así también evitaremos poner en riesgo la información que tenemos memorizada, lo que un exceso de tensión emocional podría producir.

El famoso dicho de: «Es mejor prevenir que curar» adquiere aquí su máxima expresión, pero...

¿Cuándo debemos, entonces, empezar a controlar nuestros nervios?

Para algunas personas será suficiente con unas horas o unos minutos antes del examen. Otras tendrán que luchar para no perder ese control un día antes, y el resto de la gente con mayor antelación todavía.

Lo importante es no llegar a perder el control en ningún momento anterior al examen. También es bien cierto que si sentimos nervios uno o dos días antes de la prueba nos será bastante más sencillo controlarlos. Para ello suele bastar con desviar el pensamiento hacia otro sitio.

NATURALEZA DE LOS NERVIOS

La tensión nerviosa aparece cuando tenemos algún **miedo o temor**. Sin embargo, ya vimos que no debíamos temer a los exámenes, sino quererlos y aceptarlos como algo realmente necesario. Si conseguimos quitarnos de encima todo el miedo, toda la preocupación, no podrá existir ningún tipo de nervios. Es una certeza matemática.

En el fondo, y como ya sabes, los nervios son un instinto de autodefensa. Nuestra mente subconsciente nos informa de que tenemos un «peligro» enfrente y por eso nos quiere proporcionar toda clase de incomodidades para que lo evitemos.

En cualquier caso, y hasta aceptar de buen gusto ese agrado por los exámenes y demás situaciones embarazosas de la vida, que por otra parte reconozco que cuesta un poco de adquirir al principio, es conveniente que, como ayuda adicional, dominemos ciertas técnicas de control y de relajación que dentro de poco conocerás.

Aun así, las técnicas de control y de relajación son el equivalente a un medicamento puntual que necesitas ingerir en algún momento determinado ante ciertas circunstancias. Si resulta necesario tomarlos, es porque algo no marcha bien. El hecho de necesitar hacer con frecuencia técnicas de relajación es equivalente a depender de la ingesta continua de medicamentos (valga este símil como ejemplo).

Recuerda que es mucho mejor prevenir que curar. Por ello, lo más conveniente en todos los casos será buscar y atacar las causas que producen nuestro malestar, nuestra enfermedad. En el caso de la tensión nerviosa, ya las conocemos de sobra: son el temor y la preocupación.

Ataquemos, pues, la base del problema. Eliminemos definitivamente las causas que lo producen y de este modo no tendremos que volver a tomar nunca más medicamentos para controlar los síntomas que padecemos, es decir, no necesitaremos tener que volver a usar ninguna técnica de relajación porque no necesitaremos relajarnos, pues ninguna situación nos provocará esa necesidad. Siempre estaremos tranquilos y relajados.

A todos aquellos que presumen de conocer unas buenas técnicas de relajación y de usarlas todos los días, yo les contesto que me parece muy bien, pero que entonces algo les falla, ya que necesitan medicamentarse continuamente.

Aun así, es conveniente tener al principio alguna «pastillita» guardada por si acaso, hasta que todo te vaya sobre ruedas. Por este motivo, mi consejo es que te familiarices bien con las técnicas de relajación y de control de nervios que te voy a mostrar a continuación.

LUCHA CONTRA LA TENSIÓN NERVIOSA

Lo primero que debemos hacer en nuestra lucha contra los nervios es conseguir un *control total de los músculos* de nuestro cuerpo. Inmediatamente que notemos los síntomas que nos advierten de que estamos entrando en una situación de tensión nerviosa:

— **Dejaremos de movernos o de gesticular y aflojaremos el cuerpo completamente. Mientras, intentaremos alejar todos los pensamientos y dejaremos poco a poco nuestra mente en blanco.**

— **A continuación, respiraremos dos o tres veces de manera lenta y profunda, expulsando todo el aire que tenemos en nuestros pulmones, al tiempo que empezamos a sentir como nuestro cuerpo se va volviendo pesado.**

— **Notémoslo más y más pesado con cada respiración y a medida que vamos echando todo el aire.**

— **Según vamos respirando y nuestro cuerpo se va aflojando cada vez más, empecemos entonces a sentir interiormente una sensación de agrado y de bienestar. Créala así: «Nada te molesta...», «Nada te disgusta...», «Qué bien empiezas a sentirte...», «Y cada vez mejor...».**

— Nos aislamos mentalmente del mundo exterior y nos vamos sintiendo interiormente «mejor..., mejor..., mejor...».

Esta técnica es conveniente *entrenarla un poco* para que nos salga de manera natural y no forzada. Si nos ponemos a pensar en lo que hay que hacer a continuación para relajarnos, NO PODREMOS dejar nuestra mente en blanco adecuadamente. Por ello puedes intentar practicarla todos los días ante la menor ocasión, como un ejercicio más.

Si los nervios hiciesen acto de aparición durante un **examen escrito,** lo mejor sería:

1) Dejar unos segundos de escribir.
2) Desarrollar la técnica anterior durante un minuto aproximadamente.

Si nos apareciesen en el transcurso de un **examen oral:**

1) Dejaremos igualmente de movernos y de gesticular.
2) Bajaremos el volumen y la velocidad de nuestra voz.
3) Disimulando, intercalaremos una respiración profunda a la vez que aflojaremos el cuerpo al soltar todo el aire.
4) Mantendremos una *respiración lenta y profunda.*
5) Pensaremos única y exclusivamente en la información que estemos desarrollando en ese momento, pero *sin ningún tipo de presión.* Intenta sentir alegría interior. Te garantizo que el resultado que se obtiene es sorprendente.

En cualquier caso, conseguiremos una importante relajación al cabo de unos segundos. Para que esta relajación se consolide y ganemos en confianza, continuaremos con la labor que dejamos a medias, pero moviendo solamente los músculos que sean imprescindibles para ello, sin gesticular ni hacer movimientos innecesarios.

Psíquicamente también podremos hacer bastante. No nos torturemos con pensamientos negativos o que no vengan al caso, como pensar en otras personas o en nuestras responsabilidades.

FUNDAMENTAL:

Nunca pensemos: «No puedo», o «Esto se me va de las manos».

Pues en ese caso estarías perdido.

Sintámonos a gusto y recordemos que somos nuestro mejor amigo o amiga. Notemos realmente su compañía, y ¡si estamos tan bien acompañados...! ¿Por qué temer, entonces?

10

Sobre la preocupación

La preocupación es el detonante de los peores problemas de todas las sociedades. El 99,9 % de la población mundial vive en continua preocupación por algo, con las limitaciones que ello le supone en el desarrollo de una buena calidad de vida.

Normalmente, la preocupación va íntimamente relacionada con la idea de «problemas», y surge cuando valoramos en exceso un resultado incierto sobre algo que estamos realizando o que vamos a realizar en un futuro, o bien cuando, en vez de nosotros, el protagonista es alguien o algo de nuestra sociedad que nos interesa.

Cuando me refiero a un «resultado incierto», hago referencia a la cantidad de veces que la mayoría de la gente se preocupa, sin motivos, por cosas que aún no han sucedido y que solo son castillos que están formando en el aire. ¿A quién no le ha pasado alguna vez que estaba muy preocupado por algo que tenía que hacer en un futuro próximo, o por algo que le iba a suceder, y cuando llega el momento de la verdad esos hechos se resuelven de una forma muy sencilla y feliz? Entonces, nuestro sufrido protagonista dice algo similar a: «Afortunadamente, la cosa ha resultado mucho mejor de lo que esperaba», o algún allegado le comenta: «¿Ves como no había por qué preocuparse tanto?».

Esto sucede así porque, en el fondo, preocuparse por algo (y mucho más cuando ese algo aún no ha sucedido) carece de todo sentido, de toda lógica. La humanidad necesita vivir en un mundo en el que todo a su alrededor gire de forma perfecta y bajo su control. Si no es así, surge la preocupación.

En ningún caso estoy diciendo que todo deba darnos igual, sino justamente lo contrario. Precisamente esa es la razón para actuar cuando llega el momento adecuado, pero sin preocuparse por los resultados, y mucho menos cuando estos sean inciertos, como sucede tantas veces. Con cierta frecuencia ocurre que los resultados no coinciden con lo que se esperaba, incluso pueden llegar a ser diametralmente opuestos a lo que deseábamos obtener. Llegado ese momento, ¿qué sucede entonces? Pues no sucede nada, salvo aquello que nosotros queramos que suceda.

Usaremos, como siempre, nuestra capacidad de elección. ¿Qué elegimos hacer o quién deseamos ser ante lo imprevisto de esos resultados que *a priori* no han sido satisfactorios? Digo textualmente *a priori* porque muchas veces el refrán de «no hay mal que por bien no venga» se cumple a no mucho tardar, y así descubrimos que esos «malos resultados» eran lo mejor que podía pasarnos, o al menos mucho mejor de lo que esperábamos. Bueno, decía que frente a unos resultados contrarios a nuestras pretensiones, frente a unos resultados que parecen perjudicarnos a todas luces, siempre podremos elegir, incluso cuando parece que no es así. En todos los casos podemos elegir la solución que consideramos es menos mala para nosotros. A veces puede parecer que ni siquiera existe esa posibilidad, que no hay posibles resultados malos o muy malos, sino solamente uno que es pésimo. Aquí, lo mejor es aplicar el proverbio chino que dice: «Si tu mal tiene solución, ¿de qué te quejas?, y si no la tiene, ¿de qué te quejas?». Aun en estos casos que parecen extremos siempre podremos elegir entre sacar el pecho o deprimirnos, entre llevarlo con clase y con dignidad o hundirnos y desesperarnos. ¿Qué eliges de lo anterior?

Cuando estamos pasando algún tipo de apuro serio es cuando más nos necesitamos, cuando no debemos fallarnos. Si algo en nuestra vida se ha ido al «traste», hay que saber aceptarlo con categoría, con dignidad. El mal resultado ya ha sucedido, y todo lo que suframos a partir de ahí será agravar el problema. Si este no tiene solución, no hay más de que hablar: sopórtalo o arráncalo de raíz, pero insisto, con clase, con dignidad, con categoría, algo que todos los humanos tenemos, pero que mucha gente no sabe por dónde ponerse a buscar.

No te hagas sufrir más a ti mismo, a ti misma, al igual que no lo harías con tu mejor amigo o amiga si fuese esta la persona que tuviese dicho problema. Dale los mejores consejos a ese amigo tuyo tan íntimo que llevas dentro. ¡Háblale!, y después toma nota de tus propias palabras y ponlas en práctica seguidamente. Es seguro que si actúas siempre de este modo, la vida te sorprenderá con unas compensaciones mucho mayores que los perjuicios que hayas podido obtener a corto plazo, pues ante todo somos creadores de nuestro destino, y el poder de creación de circunstancias que poseemos llega mucho más allá de donde somos capaces de imaginar.

Un día llegó a mi consulta un hombre que estaba realmente «quemado» por culpa de su trabajo, según me iba diciendo. Me contaba que todo allí era malo, pues tenía que madrugar mucho, hacer muchas horas, no soportaba a su jefe ni a sus compañeros, el ambiente, etc., y encima ganaba poco dinero.

«Me lo pone usted muy fácil» —le contesté—. «Es evidente que la causa de su problema es el trabajo. Déjelo y mañana ya no vaya a trabajar. Verá como así desaparecen sus problemas».

Él me replicó: «¿Qué me está usted diciendo? No puedo hacer eso. Tengo familia e hijos y todos dependen de mi sueldo».

Le pregunté que si quería a su familia, y me contestó que muchísimo, que era lo que más quería en el mundo.

Entonces, como estuvimos de acuerdo en que gracias a su trabajo podía mantener aquello que más valía para él en el mundo, su familia, llegamos a la conclusión de que su trabajo tenía algo bueno, aunque solamente fuese una cosa, y por ello le propuse que dibujásemos entre los dos una balanza en un papel.

En un platillo íbamos a situar todo lo negativo de su empleo, y en el otro todo lo positivo. Posteriormente valoraríamos juntos los resultados, es decir, para dónde habría de inclinarse dicha balanza así como las posibilidades posteriores que mi paciente tendría.

En el platillo de lo negativo empezamos a colocar el horario, la cantidad de horas que echaba..., él enseguida se apresuraba a decir: «Y esto, y esto otro es también malísimo». Y así seguíamos añadiendo pesas y más pesas: su jefe, sus compañeros, la ubicación del lugar de trabajo, las perspectivas futuras, la motivación, el sueldo, las vacaciones, los días libres...

Aquello no se terminaba. El platillo quedó completamente lleno de pesas que representaban las cosas negativas. Entonces, con cierta mezcla de satisfacción y de orgullo, me miró y exclamó: «¿Qué? ¿Es suficiente? ¿Tengo motivos para estar mal, o no?».

A continuación, en el platillo de lo positivo pusimos la pesa correspondiente a la independencia económica que su trabajo le proporcionaba, mediante el sueldo, para poder mantenerse y vivir él y su familia. Enseguida mi paciente añadió: «Y pare usted de contar».

Le propuse valorar la inclinación de la balanza, no por la cantidad de hechos o de pesas en sí, ya que era evidente que había un número mucho mayor de circunstancias negativas que positivas, sino por el peso real de estas, pues a fin de cuentas eso era lo importante y lo que determinaría hacia qué lado iba a ceder nuestra balanza.

Este hombre reconoció otra vez que quería seguir trabajando, tal y como me había dicho al principio de la consulta, pues aunque solo había una cosa positiva en su trabajo, la independencia económica, esta era de más peso que todo lo negativo junto, pues le proporcionaba el poder estar y mantener aquello que más quería en su vida, lo que tenía un mayor valor para él: su familia.

Finalmente, y como conclusión definitiva, le propuse que hiciese todo lo posible por cambiar de trabajo, que buscase algo mejor. No obstante, mientras ese cambio llegaba, mientras siguiese *escogiendo libremente* dedicarse a la ocupación laboral que tenía en la actualidad, debería cambiar su actitud hacia ella, por su bien y por el de su familia. Debería pensar en la balanza y verla como una unidad, sin distinguir entre sus platillos.

«Ya tiene sus problemas» —le comenté—. «¿Pero qué gana usted ahora con ese sin vivir que lleva todos los días solo valorando el platillo negativo de la balanza en vez de ver los dos a la vez? Se está fijando exclusivamente en el platillo que usted mismo ha reconocido que tiene el menor peso. Concéntrese unos instantes solamente en el platillo de lo positivo, para variar. ¡Mírelo! Piense en aquello que le reporta.»

Cuando se marchaba, este hombre me hizo la proposición de intentar cambiar su actitud mientras tuviese el trabajo que tenía. Se fijaría también en lo que significaba para él el platillo positivo de su balanza y en aprovechar el tiempo con su familia. Ya que iba a seguir trabajando, lo haría sin protestar, pues eso es algo que no le iba a ayudar ni a cambiar nada. Por otra parte, su sufrimiento laboral era el resultado de fijarse exclusivamente en el platillo de lo negativo, de una valoración parcial e injusta de la realidad, de su capacidad para elegir.

No le prohibí, ni mucho menos, que volviese a mirar el platillo lleno de pesas negativas cuando quisiese, pero le dije que cada vez que lo hiciera mirase la balanza completa, como un todo que representa una unidad indivisible e inseparable. Que recordase hacia dónde iba su inclinación.

Le deseé mucha suerte y me despedí de él con mi deseo de que pronto encontrase un trabajo mejor.

A los dos meses este paciente volvió a mi consulta. Traía una cara de gran satisfacción.

«Sin duda, usted ya ha encontrado un trabajo mejor» —le dije con cierta picardía.

«Nada de eso» —me contestó enseguida—. «Sencillamente, decidí, en mi estado de mayor desesperación, cambiar mi actitud en el trabajo y, pese a seguir sin aceptarlo, fijarme a la vez en ambos platillos de la balanza, sin romper esa unidad indivisible, tal y como usted me dijo que hiciese.»

Me comentó también que había sucedido algo parecido a un pequeño milagro. De repente, al cambiar su actitud y su estado de ánimo, la de sus compañeros también había cambiado hacia él. Su jefe lo valoraba mucho más y le decía que dónde estaba el hombre anterior que no paraba de «chinchar».

Mi querido paciente se dio cuenta del verdadero poder de las palabras, las cuales te hacen sentir y crear aquello que expresas de forma continua. Lo que dices insistentemente acabas creándolo. Él dejó de hablar mal de su provisional trabajo y habló mejor del platillo de más peso. Esta nueva valoración, más justa y real, hizo que además mejorase su relación familiar y la de su círculo de amistades.

Unos meses después me encontré otra vez a esta persona por la otra acera de una calle. Sin mediar palabra cruzó, y muy decididamente y casi arrollándome (desde luego que era impulsivo) me dio un fuerte abrazo. Insistió en invitarme a tomar un café. Recuerdo muy bien que le insinué:

— «Ahora ya no me cabe duda de que ha encontrado, por fin, un gran trabajo.»
— «Ni mucho menos. He conseguido unas importantes mejoras. Mis compañeros me quieren y yo a ellos. Mi jefe me va-

lora mucho más y ahora dispongo de unas compensaciones horarias de tiempo libre. Me siento alguien más importante y encima me van a subir el sueldo. Creo que incluso... ¡cielos!, ¡jamás lo hubiera imaginado!, ¡hasta me gusta lo que hago! ¡Y pensar que la mejora radical de mi situación laboral no ha sido causada por el cambio de trabajo, sino por mi actitud hacia él! Al cambiar esta, todo ha cambiado.»

Obsérvese qué palabras más sabias salieron de su boca cuando se dio cuenta de que él mismo creaba su realidad.

Afortunadamente, la actitud de este paciente (ahora también buen amigo mío) cambió para bien. Y es que el poder creador de nuestra mente, de nuestras palabras y de nuestras acciones es enorme, pero es necesario saber que está ahí. No saber que lo tenemos es malo, pero usarlo mal es aún peor.

Recuerda que todo se limita en nuestra vida a **qué elegimos hacer o quién elegimos ser** ante cada una de las circunstancias que nos rodean y que tenemos que ir afrontando.

Si pinchamos un neumático de nuestro coche, tenemos en realidad dos opciones: ¿Seremos el conductor que tiene completamente asumido que eso era algo que le podía pasar cualquier día, y por tanto se limita a coger el gato, quizá a silbar o tatarear una canción, y a cambiar su rueda? ¿O, por el contrario, seremos el que le pegará una patada a la rueda pinchada y un puñetazo al techo del coche para exclamar a continuación: «Pero qué mala suerte tengo»?

El problema ha sido el mismo para los dos, simplemente un pinchazo imprevisto. Pero lo que define a ambos personajes y los hace distintos es realmente su actitud, su capacidad para elegir y pensar a continuación qué hacer, qué decir.

El conductor que se desahoga, al final se verá obligado a cambiar también la rueda. Posiblemente le lleve más tiempo hacerlo y seguramente se le dé mucho peor, dada la actitud con la que parte. Quizá, cuando se vuelva a subir al coche le duela el pie, la mano o un dedo que se haya pillado con una llave, con una herramienta o con alguna parte del vehículo mientras hacía el cambio de la rueda. Quizá sea por algún zapatazo que dio para desahogarse. Todo esto es sin contar con lo mal que lo habrá pasado y con el cabreo que llevará encima. Además, tendrá un riesgo añadido, que su enfado le habrá creado, para una posterior conducción segura del vehículo.

Si comparamos a esta persona con el primer conductor, este habrá acabado mucho antes de realizar el cambio del neumático, habrá realizado toda la tarea con mayor seguridad y perfección, y simplemente proseguirá su viaje sin más contratiempos. Habrá sido un pequeño suceso que no estaba previsto, pero sí asumido con antelación como algo que podría ocurrirle alguna vez. En definitiva, para él será una situación completamente irrelevante que probablemente no llegue a contar a casi nadie.

Entonces, el verdadero problema de ambos personajes ¿ha sido el pinchazo del neumático o su actitud ante él? ¿Pinchar con el coche supone implícitamente pasarlo mal?

No olvidemos que la persona que actúa contra sí misma lo suele hacer habitualmente, en todo tipo de situaciones. Por ello, debido a ese automaltrato que se va inflingiendo constantemente, todo tenderá a salirle mal, aunque también es cierto que siempre obtendrá el resultado de lo que él está creando.

Por cierto, y hablando de coches. Permíteme ahora que te ponga un ejemplo acerca de lo poco que sirve la preocupación. En este caso la preocupación prematura:

Supongamos a un conductor que realiza un viaje de 200 kilómetros, con su coche, entre dos ciudades llamadas A y B. El conductor debería, si usa su inteligencia de forma adecuada, intentar disfrutar de el recorrido, parar si está cansado, y dar un paseo, tomar un café o simplemente descansar si ve que así lo necesita, pero siempre manteniendo una sensación de felicidad interior, pues a fin de cuentas está viajando porque él mismo así lo ha decidido. Además, va acompañado de su mejor amigo (que es él mismo).

No tiene ningún sentido que nuestro conductor haga su viaje estando preocupado por el resultado final de este, es decir, por si va a tener un accidente de tráfico o no, por si se va a salir en la próxima curva o no, por si va a llegar vivo a su destino o se estrellará en algún punto del camino, etc. ¿No te parece?

Casi todo el mundo viaja en coche con la suficiente frecuencia como para ver muy lógico lo que estoy diciendo, lo cual se resume en que es ridículo sufrir por el resultado final, y mucho más cuando este sea incierto. Se trata simplemente de disfrutar del viaje y de no preocuparse por dicho resultado, ya que este siempre llegará solo. Por otra parte, una gran cantidad de las veces será además ajeno a nosotros y se nos escapará, aparentemente, de nuestro control.

Del mismo modo, carece de todo sentido y significa un importante automaltrato psicológico el hecho de que un estudiante esté realizando un examen y a la vez esté preocupado por el resultado final, ¿no es así?

¿Qué sentido tiene que nuestro estudiante, en vez de intentar disfrutar del viaje y pasar un buen rato respondiendo a las preguntas de su examen (como cuando juega una partida de trivial con sus amigos), esté preocupado por si va a aprobarlo o suspenderlo? A fin de cuentas, responder preguntas es algo divertido, y más cuando estas tratan acerca de la cultura general. Si te parece extraño, piensa en la cantidad de concursos televisivos cuyo argumento reside en que los concursantes deben responder a este tipo de preguntas. El telespectador también gusta participar de ellas y responderlas desde su casa. ¿Qué tiene de malo el hacerlo así?

Tras leer el párrafo anterior, mucha gente me contestaría:

«Pero es que viendo en la tele un concurso de televisión o jugando al trivial con los amigos no te juegas nada. Sin embargo, en una oposición está en juego todo tu futuro ante unas preguntas de examen».

Pues precisamente por eso. Mayor motivo para saber disfrutar de ese viaje. Los conocimientos que nuestro opositor debe reflejar en su examen están archivados o guardados en su memoria, en algún rincón de su subconsciente. Sí, en esa parte de la mente que puede jugarnos a veces tan malas pasadas si no conocemos su funcionamiento y si no nos tratamos con paciencia y comprensión tal y ¡como si fuesemos nuestros mejores amigos!

Nuestro subconsciente no entiende por qué alguien que se está examinando (su «dueño») tiene que estar sufriendo horrores por ello. Él desea protegernos siempre, así de simple, y para esa misión cuenta con numerosos sistemas defensivos que pueden culminar en la aparición de las llamadas fobias, de las que más adelante hablaré, las cuales no dudará en usar contra nosotros para protegernos de un mal mayor.

Si una persona está demasiado preocupada mientras hace su examen o realiza cualquier otra actividad, el subconsciente hará todo lo posible (y siempre es mucho) para que nuestro protagonista deje de hacer aquello que le está ocasionando tanta preocupación. Se lo hará saber mediante la producción de los diversos síntomas tan desagradables, y algunos de ellos sumamente peligrosos para la salud, ya mencionados en este libro.

El subconsciente llegará incluso a agravar estos síntomas para que se deje de hacer cuanto antes aquello que está haciendo. No dudará en bloquear el acceso a la memoria si se tratase, por ejemplo, de una persona que se esté examinando o que tenga que hablar en público. Así, de esta manera tan determinante, intentará de una vez por todas cortar de raíz con el sufrimiento y conseguir que su dueño se vaya a casa de una vez, a descansar y a aliviarse.

¡Fíjate!, en el fondo, la forma de actuar de nuestro subconsciente responde a un sistema de autoprotección, de defensa, a un orden de prioridades, siendo lo más importante (muy por encima del hecho de responder unas preguntas de examen) la salud de su protegido.

El subconsciente solo entiende de sentimientos. ¿Cómo te sientes ante lo que estás haciendo?, te preguntará una y otra vez. Si te reporta placer, buenas sensaciones, buenas vibraciones (tal y como se dice ahora), tu subconsciente querrá que repitas con frecuencia esos hechos que te lo hacen pasar tan bien. Si has ido al cine y te ha gustado mucho esa experiencia, lo más probable es que desees volver a ir, y el solo hecho de pensar que hoy vas otra vez al cine te hará sentirte muy bien y compensará otros malos momentos que hayas podido tener a lo largo del día.

Si recuerdas, por ejemplo, la última vez que estuviste jugando al trivial con tus amigos, o a un juego similar, observarás que lo que haces realmente es vivir ese presente, disfrutar contestando a unas preguntas que, como dije anteriormente, resulta algo divertido. Nadie se preocupa (salvo que tenga algún problema psicológico) por si ganará o perderá finalmente la partida. Mucho menos se preocupará días antes de empezar a jugar, tal y como sucede con frecuencia en el caso de los exámenes. Por este motivo, como los jugadores solamente quieren pasarlo bien, tener un rato agradable, como se sienten tan a gusto jugando, su subconsciente hará todo lo posible para que nuestros amigos sigan jugando felices, y les facilitará para ello el pleno acceso a la memoria hasta el límite de que si a algún jugador le preguntasen acerca de algo que no sabe, su imaginación se disparará, su memoria, sus reflejos y toda su mente se agudizarán hasta el extremo. Su subconsciente estimulará de tal modo sus facultades que, muchas veces, los jugadores que no sabrían qué responder en situaciones normales a la pregunta que les ha sido formulada, estarán a punto de dar con la respuesta correcta o cuando menos se acercarán a ella, exactamente lo contrario que sucede cuando la «víctima» de un examen transmite a su subconsciente un sentimiento de preocupación.

Obsérvese también que no será la memoria de estos amigos que están jugando al mencionado juego de sobremesa lo único que mejorará. El subconsciente puede hacer aún más para amenizarles la tarea, para que sigan jugando y pasándoselo bien. Quizá a uno de ellos le quite, o cuando menos le suavice, un inoportuno dolor de cabeza, a otro le puede hacer olvidar momentáneamente las preocupaciones que arrastre, un mal día que haya podido tener, etc.

De aquí se deduce que el subconsciente no solo no es malo, sino que su tarea principal consiste en ayudarnos, aunque a nosotros nos cueste a veces entenderlo.

Para nuestra fortuna, tenemos una poderosa herramienta con la que protegernos, pero precisamente por tener tanto poder tendremos una mayor carga de responsabilidad en su uso. Por eso, no vayamos nunca en su contra, sino unidos con él, jugando en su mismo equipo.

Si sufrimos o lo pasamos mal, será porque hemos hecho una elección incorrecta, dañina para nosotros, casi siempre motivada porque habremos valorado demasiado ciertas cosas o asuntos hasta el punto de que formamos con ellos una preocupación demasiado pesada.

Por estas razones, si lo que deseas es sacar el máximo partido de tu mente ante un examen, ante una entrevista de trabajo, o ante cualquier otra cosa en tu vida, mayor motivo para que disfrutes de ese viaje.

Siéntete bien interiormente y disfruta de lo que estés haciendo. Olvida el futuro como preocupación y céntrate en pasar un buen rato realizando cualquier actividad que tengas entre manos. Es algo muy divertido y que vale la pena hacer. ¡No te arrepentirás! Tu subconsciente notará que te sientes muy a gusto y hará todo lo posible para que sigas pasándotelo así de bien, agudizando tu memoria, tu ingenio y tus facultades mentales. En definitiva, para que no te marches de ahí y puedas continuar realizando ese maravilloso examen de la vida, viviendo esa experiencia que reporta a tu mente tan agradables sensaciones, las cuales sentirás plenamente cuando la conviertas en tu mejor amiga.

Unidos de este modo y para siempre, nada podrá ya nunca separaros, tu subconsciente y tú, porque por «muy mal» que parezcan venirte las cosas en alguna ocasión, ahí estará siempre tu fiel amiga, tu inseparable mente subconsciente, dispuesta a ayudarte, con todo su poder de creación.

La tendrás siempre lista, preparada para concederte irremediablemente y al momento el fruto de tu elección. También me refiero a las circunstancias especiales que «milagrosamente» se crearán después, las cuales se te volverán siempre favorables y te harán pensar y experimentar que finalmente eres una persona con suerte. Pero recuerda que, en el fondo y para siempre, serás tú el que elijas, y que todo vendrá a ti como resultado de tu elección.

LAS FOBIAS

Podría suceder que, a pesar de todo, nuestro intrépido e inexperto opositor suspendiera su tan importante examen. ¿Qué sucedería entonces? ¿Cuál debería ser su reacción ahora?

Precisamente, tras un aparente «fracaso» es cuando más nos necesitamos, cuando más debemos ser nuestros mejores amigos. ¿Qué sucedería si el examen lo hubiese suspendido uno de ellos? ¿Qué le diríamos entonces? ¿Verdad que sería algo así como: «¡Tranquilo, hombre!, no te preocupes. Has hecho lo que has podido», o también: «Bueno, en otra ocasión será», o cualquier otra frase de consuelo similar?

La actitud que demostramos con nuestro amigo es la correcta. Le echamos un brazo por encima de su hombro, lo invitamos a tomar un refresco y le damos unas palabras de aliento.

Si somos nosotros los que hemos suspendido (o algo se nos ha dado muy mal), deberemos obrar del mismo modo, animándonos, tomándonos un refresco, o ¿por qué no?, «celebrándolo» (quizá prefieras el término «compensándolo») con una comida especial que nos guste. ¿O es que tendría algo de malo que invitásemos a nuestro

211

amigo a comer para compensarle su mal momento? Te aseguro que después de esto, tu problema habrá quedado bastante minimizado y empezarás a sentirte mucho mejor.

Ten en cuenta que, como te comenté, el subconsciente solo entiende de sentimientos, y así como te sientas con lo que haces, así actuará en el futuro respecto a eso. Si haces un trauma de ese suspenso (o de cualquier otra cosa en la vida) y sufres por ello, tu mente subconsciente querrá evitar que pases por una situación similar, y a buen seguro que pondrá los medios necesarios para ello. Según se vaya acercando la fecha de tu nuevo examen, por ejemplo, te empezarás a sentir mal, tendrás probablemente problemas digestivos, trastornos en el sueño o cualquier otra patología. Tu mente, como amiga tuya incondicional que es y que será siempre, no desea que vuelvas a pasar por una experiencia similar. Has creado una fobia (o al menos estás en el inicio) que, como todas, se basa en un miedo que, como todos, empezó por una preocupación excesiva que, como todas, se originó por una mala elección o sobrevaloración negativa que hiciste respecto a algo.

Si este es tu caso, no podrás sentirte a gusto ante un examen, o ante la situación que provocó esa reacción defensiva en tu mente subconsciente, hasta que la fobia desaparezca, pero esta solo desaparecerá cuando lo hagan las causas que la provocaron, y cuando le demuestres con tus nuevas acciones, con tus nuevos pensamientos y con tus nuevas palabras, con tus nuevos sentimientos, en definitiva, que ya no hay motivo para que te proteja, que ya no tiene de qué protegerte, porque tus nuevas elecciones no generan ahora ningún miedo ni ninguna preocupación.

Es decir, que harás todo lo posible para aprobar, pero que a la vez no te importa el resultado. Solamente cuando te sientas así de verdad, tu subconsciente dejará de presionarte y empezarás a notar alivio. Tu fobia empezará a remitir.

Si, por el contrario, sigues en tus «trece», permitiendo que cada suspenso te afecte de igual modo, lo único que conseguirás día a día será afianzar más esa fobia, hacerla más fuerte. Sus síntomas acudirán a ti antes, cada vez con mayor frecuencia y con mayor intensidad. Será más difícil su tratamiento porque irás acumulando más y más experiencias desagradables. Llegarías incluso a pensar que tú eres así y que desgraciadamente no tienes solución. Sin embargo, esa apreciación personal tuya sería incorrecta, pues tú no eras antes así. Tú no naciste así. Eres simplemente como te has hecho, como has elegido ser.

Probablemente la cosa no quede ahí, sino que influya de manera decisiva en tu autoestima, en el concepto que tienes sobre ti. Pensarás que no sirves para tal o cual cosa y empezarás a desarrollar un sentimiento frustrante que acabará en un complejo de inferioridad. Si este complejo se consolida, lo cual tiende a hacer con bastante rapidez, te encontrarás dentro de un círculo vicioso de difícil salida, pues cuanto más inferior te sientas más lo serás en realidad, y por ello peor te volverás a sentir. Y así sucesivamente hasta que no se rompa de verdad ese círculo y cambie radicalmente tu actitud y tus sentimientos hacia ti mismo.

La preocupación ata de manos a quien la padece, y con muchísima frecuencia se transforma en algo peor: en el temor. La gente que vive inmersa en algún tipo de temor pierde su libertad. Por algún tipo de temor han empezado todas las discusiones, todos los conflictos, todas las guerras. El temor retrae, y entre otras cosas baja e incluso hace desaparecer la autoestima, algo tan importante para poder vivir de forma feliz.

Si una persona tiene suficiente autoestima, es evidentemente que se «soportará» a sí misma con amor, en todas las circunstancias de la vida. Es ridículo querer a otras personas con las cuales se convive casi siempre provisionalmente, en realidad solo de vez en cuando, y a la vez «pasar» totalmente de nosotros mismos, llegando incluso hasta el extremo de maltratarnos psicológicamente de forma frecuente.

La gente da consejos a la gente. Todos se dan consejos entre sí, pero cuando llega el momento de pasar a la acción, cuando se trata de actuar para uno mismo, se suelen olvidar esos buenos consejos que con tanto interés se daban a los demás y, por el contrario, actuar de manera opuesta. ¿Dónde está ahora la comprensión? ¿Por qué se dice a otros: «¡Tranquilízate, hombre!» o «No te preocupes» o «Has hecho lo que has podido» o «Si no tiene solución, déjalo estar, no puedes hacer nada», y tantas y tantas frases similares? Estas encierran ciertamente un buen trasfondo de ánimo en su mensaje hacia quien se pretende ayudar, algo que, por otra parte, casi siempre se consigue. De aquí se deduce que también somos capaces de hacerlo con nosotros mismos, pues hemos demostrado tener esa capacidad y

213

los conocimientos para con otros. Debería resultarnos incluso mucho más sencillo que ayudar a otras personas, pues nos conocemos mejor en todos los aspectos.

En definitiva, todos sabemos lo que hay que hacer frente a los problemas que la vida nos plantea, o quizá debería decir frente a las circunstancias que nosotros decidimos etiquetar como problemas preocupantes. Sabemos que la mejor manera de actuar es sin la preocupación constante. Por esta razón, a todo el mundo le gustaría vivir libre de miedos y de preocupaciones.

Te aseguro que es algo que puede hacerse, y lo sabes. No te estoy diciendo nada nuevo, te lo estoy simplemente recordando; todos lo sabemos. De ahí que aconsejemos a los demás que lo hagan de ese modo, que vivan sin preocuparse por las cosas, pero si nos toca a noso-tros cambiamos nuestra elección y nos dejamos llevar por la rabia, por la ira o por cualquier sensación similar que nos marcará y nos hará daño. Nos dejaremos llevar por la rutina, por la costumbre, pues estamos acostumbrados a sufrir, ya que es lo que hemos estado haciendo siempre, y aunque los demás deban tomarse las cosas de otra manera distinta, nosotros no podemos o no debemos hacerlo, siendo preferible tomar un berrinche y después desahogarse.

¿Acaso piensas de verdad que nuestra mente posee tan terribles limitaciones?

La mente solo posee aquellas limitaciones que su dueño cree poseer. Con frecuencia comparo, en mi consulta, el poder de la mente con el dinero que todos podemos llevar alguna vez en un bolsillo no habitual. Permíteme que te lo aclare con un ejemplo:

Supongamos que un caluroso día de verano (como el que hace cuando estoy escribiendo estas líneas) vas paseando por la calle y pasas por delante de una heladería.

De repente sientes que te apetecería mucho tomar un helado, pero piensas que no vas a poder hacerlo porque estás seguro de que no tienes ningún dinero en el bolsillo. Por un momento vamos a imaginar que sí llevas dinero en realidad, pues hace dos horas que te cruzaste con una persona que te debía una cierta cantidad y te la devolvió.

Todo sucedió rápidamente. Ibas andando, la otra persona tenía mucha prisa y, sobre la marcha, tú introdujiste los billetes que te dio en un bolsillo no habitual, en un bolsillo en el que no sueles llevar nunca dinero, pero hoy ha sido una excepción y sí que lo llevas. De hecho, ¿a quién no le ha sucedido que alguna vez se ha encontrado, por casualidad, algún billete en un bolsillo donde no esperaba hallar nada y, como consecuencia, se lleva una agradable sorpresa? Todo el mundo se ha encontrado alguna vez un billete perdido en un bolsillo inusual, bien porque se lo cambió a este desde su bolsillo habitual, quizá porque estaba desocupando dicho bolsillo para buscar algo más oculto o profundo, o bien por cualquier otro motivo. Imagina que en este caso tenías, por ejemplo, el teléfono móvil en tu mano buena y cogiste el dinero que te dieron con la otra mano, yendo a parar a un bolsillo habitualmente de poco uso para ti.

Prosigamos con el ejemplo:

Sin embargo, y pese a llevar una cantidad de dinero suficiente, como no sabes que lo llevas (o como no lo recuerdas), estás convencido de que vas sin blanca, es decir, sin dinero.

Por este motivo, y aunque tiendes a andar más despacio cuando pasas por delante de esa heladería y se te hace la boca agua, no llegas a detenerte. Lamentándote de «no llevar dinero», pasas finalmente de largo por el mencionado establecimiento y piensas: «Otra vez será».

En la otra acera hay un observador que te ha visto. Vio cómo tendías a detener tu marcha mientras mirabas la heladería y cómo hacías, a la vez, un gesto con tus manos rozando de manera superficial tus bolsillos habituales en busca de alguna moneda. Por tus gestos de búsqueda, por el cambio en tu forma de andar, por la forma en que mirabas la heladería, y por la expresión final de tu cara de cierto disgusto, nuestro observador deduce que hubieses querido comprarte un helado, pero que no puedes. Nuestro observador, que es más astuto que un lince, sigue pensando y finalmente llega a una doble conclusión:

«Esa persona que pasa cerca de la heladería quiere comprarse un helado, pero no lleva dinero; o bien, en el caso de que sí lo llevase, no sabe que realmente lo lleva. Por esta razón pasa de largo en cualquiera de los dos casos».

Pues bien, la acertada forma de razonar de nuestro observador es la realidad de nuestra mente, es el día a día. No hay ninguna diferencia entre un NO real y entre creer que la respuesta es NO, aunque en verdad fuese SÍ.

Si una persona piensa que está limitada, ciertamente lo estará. Recuerda: si piensas que no tienes dinero, es que no lo tienes; no existe ninguna diferencia. Si crees que te costará hacer algo o que sufrirás haciéndolo, sin ninguna duda te costará o sufrirás más de la cuenta si intentas hacerlo. El poder creador de la mente es aquí instantáneo y verás sus efectos de inmediato. Si, por el contrario, piensas que sí puedes, todos los días, si lo piensas con valentía, sin exigencias, sin miedo, y si lo piensas de forma constante, es imposible que no consigas lo que deseas, pues querer es poder. La constancia es la clave del éxito, y el que la sigue, finalmente la consigue. Todas estas frases, que seguramente has escuchado en más de una ocasión, se basan en la experiencia y, además de bonitas, son completamente ciertas.

La historia nos demuestra cómo muchas personas han poseído un empuje imparable y cómo con él han ido consiguiendo sus metas, cualesquiera que se hayan propuesto, pero nunca se desanimaron, nunca perdieron la motivación. Al contrario, siempre creyeron en sí mismas y a la vez nunca se exigieron, pese a tener las ideas claras de lo que deseaban conseguir. No se preocuparon nunca por el resultado final y siempre se trataron como si cada uno fuese su mejor amigo de sí mismo.

En cambio, otras personas se esfuerzan hasta el límite para que todo en la vida les funcione de manera perfecta, para que no tengan ningún motivo por qué preocuparse, y precisamente eso es lo que consiguen, vivir con la preocupación de no querer tener preocupaciones. Aunque ello les implique enormes sacrificios, intentarán ir al día con tal de terminar cuanto antes alguna actividad que han emprendido o que está pendiente de hacerse. Realmente están convencidas de que descansarán mejor cuando no les quede nada por hacer.

Posiblemente, pero es mejor aprender a disfrutar con nuestras actividades, sean mejores o peores, y es bueno recordar que, si elegimos hacerlas, es porque creemos que es lo más conveniente para nosotros, aunque a veces no nos gusten. El intentar que todo a nuestro alrededor salga perfecto lleva muchas veces tal cantidad de lucha y de sufrimiento que, sin duda, es mejor permitirse que de vez en cuando ciertas cosas puedan salirnos mal, y así poder relajarnos y eliminar el exceso de presión psicológica.

Efectivamente, a veces hay que tener la suficiente sangre fría como para permitir, incluso forzar, que algo nos salga «mal» en la vida, lo cual puede traer consigo incluso una recompensa. Aun sin la posibilidad de esa recompensa, la descarga de las preocupaciones acumuladas puede ser motivo más que suficiente para justificar una actuación de aparente fracaso:

Una vez llegó a mi consulta un joven estudiante de 15 años acompañado por sus padres. Tenía un problema en los estudios muy habitual en estos tiempos: cada evaluación suspendía cinco asignaturas.

El hecho de ver reflejado en sus ojos auténtica preocupación, junto a los resultados de la entrevista personal que tuvimos, me hizo llegar a la clara conclusión de que dicho estudiante se esforzaba bastante por estudiar y por aprobar, pero que no era capaz de conseguirlo. Sus padres coincidían en que se pasaba bastante tiempo delante de los libros, aunque realmente no sabían si estaba concentrado en el estudio o pensando en las musarañas.

Durante la consulta llegamos a la conclusión de que este chico tenía entre sus asignaturas una que frenaba a todas las demás. Era la asignatura a la cual más tiempo dedicaba, pero no llegaba ni siquiera a comprenderla bien. Tanto tiempo le dedicaba a esa signatura que comprometía el resto de ellas, a todas las demás que formaban su curso. De hecho, en las pocas que aprobaba sacaba un suficiente raspado. Psicológicamente demostraba encontrarse bastante afectado por la relación que obtenía entre el tiempo dedicado al estudio y los resultados obtenidos.

La mejor solución que se me ocurrió fue que este alumno dejase de invertir tiempo en esta asignatura que lo llevaba de cabeza y que tanto le preocupaba, para repartir el ahorro de horas semanales, con que se encontraría tras suprimir dicha asignatura, entre las restantes de su curso. Realmente había poco que perder, pues lo suspendía casi todo, y con una mayor dedicación a otras materias, aparte de la eliminación de la presión psicológica que le producía batallear con la asignatura que tenía atravesada, cabía esperar un mejor resultado en todas ellas.

Nos pareció una solución muy viable. Digo «nos pareció», porque, cuando se lo propuse a sus padres, estos dieron enseguida su aprobación y se alegraron de ver una posible solución. Quien más contento se puso fue el joven, cuando se hizo a la idea de que su única obligación con esa asignatura era el no mirarla siquiera.

Paralelamente podía surgirle a él o a sus padres un sentimiento de culpabilidad: ¿Realmente no vamos a hacer absolutamente nada para intentar aprobar esta dichosa asignatura? Y precisamente ese es el secreto: no mientras se den las circunstancias actuales.

Todavía nos quedaba algo pendiente: ¿qué le diría el joven estudiante a su profesor cuando sacase cero tras cero en su asignatura y fuese preguntado por la causa de ello?

Simplemente debería decirle que estaba pasando una mala época y que, por más que se esforzaba, no entendía correctamente su asignatura. Le diría que no lograba concentrarse en ella y que se veía incapaz de aprenderla. Añadiría, finalmente, que estaba sufriendo una especie de bloqueo mental, y por ello le pediría que le enseñase a comprenderla bien y a estudiarla adecuadamente.

Independientemente de la reacción que tuviese el profesor, el plan para la próxima evaluación estaba ya trazado. El joven estudiante no invertiría ni un solo minuto, ni un segundo siquiera, en estudiar esa materia que tantos quebraderos de cabeza le proporcionaba.

Transcurrido un tiempo, y una vez terminada la siguiente evaluación, el joven y sus padres vinieron nuevamente a mi consulta, según habíamos previsto.

No fue difícil ver en sus semblantes que algo había cambiado radicalmente. Tras examinar sus notas, observé con agrado que solo tenía un suspenso (nada que ver con los cinco de la evaluación anterior). ¿Verdad que ese suspenso nos era ya esperado con antelación? Desde luego que sí, y lógicamente no nos sorprendió ¿Cómo iba a hacerlo?

Pero las sorpresas continuaban. Sin contar esa asignatura suspensa, obtenía una media de notable en las demás, mientras que en la evaluación anterior solo había obtenido un suficiente raspado en las asignaturas que no había suspendido.

No quedó aquí la cosa, sino que además se había elevado de forma importante su autoestima. A pesar de tener un suspenso, ahora era un buen estudiante a mi modo de ver las cosas, pues en el resto de asignaturas tenía notas elevadas.

Me comentó que, por primera vez en el curso, había disfrutado estudiando, que fue mucho más desahogado de tiempo, sin ninguna presión psicológica ni exceso de responsabilidad, y que su motivación por estudiar había aumentado considerablemente; incluso lo veía atractivo (de vez en cuando), algo a todas luces impensable tres meses antes.

Añadió que disfrutó de manera especial cuando los profesores decían su nota en la clase mirándolo con cierta extrañeza (al igual que sus compañeros) por el aumento en el rendimiento que había experimentado en tan poco espacio de tiempo.

¿Cuál fue, en definitiva, el secreto? Muy simple, tener la suficiente sangre fría como para «eliminar de su vida» un importante obstáculo que lo frenaba continuamente, que lo perjudicaba en sus estudios y en el desarrollo de su personalidad, que le había creado una falsa imagen de sí mismo de inferioridad, incluso de considerarse tonto o retrasado y, por supuesto, de sentirse un mal estudiante.

Con un suspenso podía pasar de curso y no repetirlo, lo cual era su mayor miedo. Finalmente, tuvo que arrastrar esa asignatura todo el curso y decidió esforzarse solo un poquito durante algunos días del verano, estudiando y dando clases particulares para, finalmente, sacarla de forma brillante en los exámenes de septiembre.

Había sacado su curso adelante de forma espectacular. Se consideraba ahora bueno estudiando, desaparecieron sus complejos al respecto y, lo que es mejor, empezaba el nuevo curso con ganas, con valentía y con ilusión.

Un cambio radical en la estrategia bastó para transformar rápidamente unos resultados de pena en brillantes. Ese mismo año, este joven realizó conmigo uno de mis cursos presenciales sobre técnicas de estudio y memorización, y actualmente es un alumno de los más brillantes que conozco. Su señoría se va «paseando» en cada uno de los cursos que realiza, año tras año.

Muchas veces, la culpa de que un alumno no comprenda correctamente una asignatura la tiene, en primera instancia, el profesor que la enseña, aunque bien es cierto que la mayoría de ellas es culpa del propio alumno. Me quiero referir especialmente a asignaturas como las matemáticas, que no son nada difíciles de entender, y en consecuencia de aprobar, si te las explican como se debe. Me refiero a aquellos profesores que hacen unos barridos impresionantes suspendiendo a casi toda la clase, y digo bien, a casi toda ella. Con frecuencia se puede apreciar cómo en una clase de 30 ó 40 alumnos apenas aprueban esta asignatura tres o cuatro de ellos. Paradójicamente, la mayoría de estos alumnos suspensos que posteriormente dan clases particulares con otro profesor privado descubren que las matemáticas son sencillas, incluso les pueden parecer bonitas cuando antes eran aburridas y detestables. Cuando las entienden de verdad, llegan a exclamar expresiones como estas: «¿Y eso es todo?» o «¿Es así de sencillo?».

También es cierto que los temarios que se dan en los cursos son demasiado densos. Parece ser que el sistema educativo que tenemos, en vez de ir poco a poco consolidando conocimientos, prefiera incluir mucha materia aunque luego no dé tiempo a explicarla como es debido, como si comprender lo que se pretende estudiar no fuese necesario.

Muchos profesores no saben qué hacer al respecto, pues se ven incapaces de dar tanto temario en tan poco tiempo. Por otra parte, si se entretienen demasiado con el alumno que menos comprende sus explicaciones, provocarán un retraso en el programa del curso que aún agrabará más la situación. ¿De quién sería entonces la culpa inicial? ¿Son víctimas tanto el alumno como el profesor?

Creo firmemente que tanto el Ministerio de Educación como sus delegaciones autonómicas deberían legislar al respecto, pues son los que mayor responsabilidad tienen a la hora de evitar estas circunstancias que desaniman a cualquier persona que quiera estudiar. Circunstancias que tan poco dicen a favor del sistema educativo nacional, lo cual es fácil de demostrar si tenemos en cuenta el enorme índice de fracaso escolar existente.

Sería mucho mejor que los estudiantes tuviesen, con el mismo horario, menos temario que dar, y que diesen este de forma más pausada, con más ejemplos y ejercicios prácticos.

A mi juicio, la prioridad siempre será que los alumnos aprendan algo de lo que estudian. Por el contrario, lo que sucede es que muchas veces se desaniman y se asustan al ver la cantidad de libros que tienen que estudiar. Sin embargo, la prioridad realmente impuesta hace que los estudiantes vayan volando por unos largos temarios aunque nadie se entere de nada, con lo sencillo que sería eliminar la infinidad de cosas que se estudian por obligación y que no tienen ninguna utilidad. Cuando los estudiantes sean mayores y acaben sus carreras, que ellos mismos elijan libremente cómo entretenerse o cómo perder el tiempo.

UNA AGENDA PERSONAL

Las agendas personales. ¡Sí, esas que llevan en cada página todas las horas para programarse cada uno de los días del año!, estos sencillos instrumentos son, sin duda, uno de los inventos más prácticos, incluso diría que «sencillamente revolucionarios», para vivir en esta sociedad actual que nos obliga a ir programados y reprogramados con innumerables citas y gestiones que no se nos pueden olvidar, y cuyo recuerdo en la memoria, o mejor dicho, el temor a que puedan olvidársenos, no nos traerá consigo nada bueno.

El hecho de tener que recordar innumerables gestiones, citas y un interminable número de acciones que realizar, se transforma en una importante preocupación en la vida: «¡Que no se nos olvide nada!».

No hay nada más preocupante que la preocupación de estar preocupados por tener que recordar preocupaciones. Esto es algo así como la preocupación suprema. Nuestra mente subconsciente detesta hasta el extremo tener que recordar obligaciones, y también detesta vivir en preocupación por ello.

Tener una agenda implica tener una sola preocupación: abrirla todos los días, leer lo que pone y actuar de acuerdo con ello. Una vez cerrada podremos desconectar sin preocuparnos, pues puntualmente nuestra amiga agenda nos recordará todas las obligaciones que nos hayamos impuesto, incluso aquellas en las que ya debamos ir tomando medidas, precauciones, o preparándolas en general, siempre que las hayamos anotado convenientemente.

Una agenda es algo así como un ángel protector que te viene a decir: «Duerme tranquilo, que yo me ocupo de todo. Mañana te recordaré gustosamente lo que tienes que hacer. Ahora desconecta y descansa».

Esta poderosa, y a la vez sencillísima y económica herramienta, es aconsejable incluso para aquellas personas que tienen una vida tranquila y casi sin preocupaciones, y las pocas que tienen son que no se les olvide ir a la peluquería o felicitar los cumpleaños.

Si nunca la has usado o te parece que no sirve de gran cosa, te recomiendo que la pongas a prueba uno o dos meses; después decide tú.

Escríbelo todo en ella. Desahógate contándoselo con detalle. Tu amiga agenda tiene mucho que ofrecerte y nunca te traicionará ni te dejará colgado (salvo que la pierdas). Una vez que la abras recordarás fácilmente lo que tienes que hacer, sencillamente lo que has elegido anotar, así de fácil.

* * *

Querido amigo, espero que todo lo aquí escrito te sirva de ayuda en tu vida. Me encantaría que usases tu mente con toda su fuerza y esplendor, no en vano es la herramienta más poderosa que tenemos. Siéntete siempre bien, deséate lo mejor, mímate y trátate con cariño, con consideración y con respeto. No dudes de que así todo lo bueno recaerá sobre ti y podrás ayudar además a otros, fácilmente, porque darás de lo que tienes, darás de aquello que te sobra.

De este modo, no podrás tener ninguna preocupación ni ningún pensamiento negativo que perdure, porque, a fin de cuentas, todo se basa en nuestras elecciones, y lo que yo te estoy diciendo es que ¡elijas! siempre la versión suprema de ti mismo, elige lo que escogerías para la persona que más quieras. Si descubres que la elección que has hecho, o que los pensamientos que hayas tenido, no son lo mejor para ti, cámbialos con entusiasmo por otros nuevos, sin miedo ni vacilaciones de ningún tipo.

Elige libremente y sin temor, pues siempre estará detrás de ti tu mejor amiga para apoyarte, tu mente. Mírate al espejo de tu casa todos los días y habla contigo unos minutos. Cuéntate las incidencias que hayas tenido con la mayor la confianza posible; a fin de cuentas, se las estás contando a la persona que más quieres y también a aquella que más te quiere a ti. Aconséjate después y comprobarás que eres mucho más sabio de lo que pensabas.

Cuando dejes de mirarte al espejo y desaparezca de él el reflejo de tu mejor amigo, cuando te retires de su compañía y te vayas al salón de tu casa, verás que algo en ti ha cambiado. Te sentirás reconfortado, más libre. Lo habrás creado tú mismo para ti. Tus problemas se habrán hecho más livianos y fáciles de soportar, o incluso habrán llegado a desaparecer completamente.

Haz este maravilloso ejercicio de reencuentro contigo todos los días. Vuelve aquí y lee estas páginas tantas veces como lo necesites, hasta que ya no te haga falta hacerlo más, hasta que esta nueva experiencia que adquieras te transforme en un auténtico maestro de la vida. Hasta que te conviertas en un maestro en tus acciones, en tus palabras y en tus pensamientos.

Para ello debes unirte incondicionalmente a ti mismo y lanzarte a la fantástica aventura de la vida, sin miedo y con ilusión. Recuerda, tú eliges.

11

El poder creador de la mente

¿QUIÉN no ha padecido alguna vez, por culpa de los nervios incontrolados, un dolor de estómago (por no hablar de la formación de una úlcera), una diarrea, un dolor de cabeza, ansiedad, angustia, etc.?

Todas y cada una de estas sensaciones físicas han sido creadas por la mente inquieta y sin control. Su efecto físico es completamente real y no pertenecen a la imaginación, como muchas personas puedan pensar. Quien más lo sufre y paga sus consecuencias es el cuerpo, al menos en los primeros momentos.

¿Qué sucede posteriormente, después de experimentar estas malas sensaciones físicas, este malestar corporal?

Sucede que, cuando esas sensaciones (o las experiencias que las provocan) se repiten con la suficiente frecuencia, pueden llegar a producir que hasta nuestros sentimientos más profundos se resientan.

¿Y qué puede sucedernos entonces a nivel mental?

Las sensaciones repetidas de nervios o de angustia pueden limitarnos realmente en nuestro trabajo, en nuestras relaciones sociales y, en general, en muchas de las situaciones cotidianas. Incluso pueden llegar finalmente a acomplejarnos. Con frecuencia, estas personas llegarán a sentirse inferiores, a pensar que no sirven para esto o para aquello y, finalmente, a desarrollar sus propios complejos.

Observa que una «simple» acción mental, en este caso debida a ese descontrol de nervios (o a una errónea interpretación de la realidad), puede crear de por sí sola verdaderas sensaciones y enfermedades físicas no deseadas, tales como dolores diversos, úlceras, jaquecas, etc.

Es curioso constatar que el Poder Creador de nuestra Mente «funciona mejor» para crear realidades físicas o psíquicas negativas (mencionadas anteriormente) que para hacer lo propio con las realidades positivas. ¿A qué se debe esto? ¿Somos acaso pésimos creadores?

Evidentemente, creadores pésimos no somos y, por tanto, creamos a plena fuerza, aunque principalmente lo hagamos para crear realidades negativas o perjudiciales para nosotros.

Mucha gente empieza a sugestionarse psíquicamente con una enfermedad que no tiene y, al cabo de cierto tiempo, ha logrado hacerla real y por tanto experimentarla como tal. ¡Qué poder tiene en realidad nuestra capacidad de autosugestión!

De acuerdo, no somos pésimos creadores y podemos crear hasta realidades físicas con solo pensarlas o imaginarlas, pero, según parece, si solo creamos cosas negativas o que son perjudiciales para nosotros:

¿A qué se debe el fracaso aparente que producen nuestras creaciones?

En primer lugar, no habría que hablar de fracaso, pues siempre creamos lo que queremos, aunque tardemos un tiempo en conseguirlo. También creamos aquello que tememos o que provocamos, aunque esto sea algo que hacemos muchas veces de forma inconsciente.

Y en segundo lugar, sucede que no estamos usando correctamente la fuerza mental que tenemos, *Nuestra Fuerza Mental,* lo cual puede dañarnos terriblemente, de igual manera que una persona que no mida sus fuerzas se producirá heridas si se rasca el ojo salvajemente. Nuestra mente tiene tanta fuerza, tanto poder de creación, tanta energía, que es mejor ser amigo de ella, amigos de nosotros mismos, al 100 %.

Esta fuerza mental es usada por algunos de forma consciente y por muchos más de manera inconsciente, por no hablar de aquellas personas que no la usan, en principio, de ninguna manera por falta de valores, de criterios o por simple comodidad y, sencillamente, se dejan arrastrar por la conciencia popular, por sus ideas, por sus opiniones y por sus caprichos.

Pero volviendo a lo que estábamos diciendo, al igual que nosotros podemos crear con nuestra mente realidades mentales y físicas negativas, también podemos hacerlo con otras positivas. Yo diría que incluso es más sencillo, lo que sucede es que nos hemos especializado en usar mal nuestra fuerza mental, y encima lo hacemos así todos los días, lo cual produce en consecuencia una verdadera experiencia que trabaja en nuestra contra.

Somos verdaderos expertos en ello. Si pusiésemos el mismo énfasis en crear realidades positivas, que nadie dude que las conseguiríamos de igual modo, incluso antes. Realmente, en el fondo deseamos que nos sucedan más cosas buenas que malas, solo que nuestros poderes de creación mental los aplicamos con mayor frecuencia al revés.

LAS CLAVES DE NUESTRO PODER MENTAL

Son tres y nos permiten controlar nuestra personalidad, nuestra vida e incluso nuestro destino. Estos tres modos de operación personal forman en definitiva nuestra realidad, y son: el **pensamiento**, la **palabra** y la **acción**.

Fijémonos en lo que sucede con una persona que *piensa* que está mal de salud (aunque sea cierto que lo esté realmente en esos momentos), que no para de lamentarse y de *decir* lo mal que se encuentra a todo el mundo, y que además *actúa* socialmente en consonancia con lo dicho anteriormente. Por ejemplo, vive desganada, se enclaustra en casa sin querer salir, etc. Esta persona tiene su mal bien asentado mentalmente (a lo mejor, y lo que es muy probable, también lo creó ella de forma inconsciente; habría mucho de qué hablar al respecto). Lo tiene bien consolidado que, si sigue actuando de igual modo, lo seguirá teniendo toda su vida, que dicho sea de paso será probablemente una vida de penurias constantes, de sufrimiento y de autotormento. Así hasta que se proponga firmemente cambiar su chip, la manera de enfocar su vida y, por supuesto, obre en consonancia con ello.

Alguno estará pensando: ¿y si esa persona está enferma de verdad y por causas ajenas a ella?

Olvidémonos por el momento de las causas de su mal. Esta persona, y todas las demás, deberían usar, por su propio interés, su poder de creación de forma positiva y no de la manera en que lo hacen por costumbre, atentando contra ellas mismas.

Una persona experta en crear realidades negativas:

a) Piensa continuamente que está mal, se siente así a diario y busca indicios y sospechas para demostrarlo. Está convencida de que cualquier cambio en su cuerpo o en su vida es para peor.

Tú, en cambio, haz por sentirte bien todos los días y busca indicios de que te encuentras bien. Piensa que estás mejorando día a día tu salud, tu situación laboral, tu economía, tu manera de ser, tus relaciones sociales, etc. Cualquier cosa que desees mejorar, y crearás finalmente esa realidad en ti.

Pero debes pensar y actuar de esa manera el tiempo suficiente; no creas que será demasiado si te lo propones de verdad, con fuerza, sin dudas ni vacilaciones, sintiendo cómo una sensación de seguridad interior, cómo una especie de energía muy positiva fluye desde ti hacia fuera y está destinada a conseguir lo que sientes que vas a alcanzar. Seguro que lo conseguirás.

No te rindas; no cambies de opinión. Mantén tu idea firmemente todos los días hasta que tu deseo se convierta finalmente en tu realidad.

b) Dice que está mal a todo el mundo. No para de decirlo y por eso llega a creérselo cada vez más.

Tú, por el contrario, di a todo el mundo lo bien que te sientes. Di que te encuentras cada día mejor y con más ilusión. Acabarás creándolo y experimentándolo como una preciosa realidad.

c) Actúa sin ganas, de mal modo, de forma que confirma en apariencia lo «mal que se encuentra», creando nuevamente en su mente esa sensación de enfermedad, cada vez con mayor fuerza y consistencia.

228

Tú, en cambio, actúa con agrado y en consonancia con lo que quieres ser y crear para ti. Acabarás siendo lo que deseas porque habrás creado esa realidad día a día, con cada pensamiento, con cada palabra, con cada gesto, con cada acción. No podrás pensar nunca que no eres eso que deseabas ser, porque llegarás a serlo realmente.

La persona que es negativa, usa mal o de forma inconsciente sus poderes de creación, pero lo hace a diario, con constancia. Eso sí que lo hace bien.

Haz tú lo mismo: úsalos todos los días, continuamente, pero de forma positiva. Mira siempre hacia delante, pues cada día es un mundo nuevo. No pretendas arreglar nada de lo que tienes que no te guste, porque ello implicaría mirar al pasado. ¡Cámbialo de forma radical! Cambia tus pensamientos por otros nuevos, mejores. Conviértete en tu mejor amigo de verdad, todos los días, ayúdate y quiérete como tal. ¡Crea!, pues eso significa mirar hacia delante.

Muévete por el camino de la vida creando la mejor imagen de ti, la imagen suprema de tu persona. Hazlo con ilusión y con amor.

No te preocupes por el resultado: «**Vendrá solo**» y siempre te será favorable.

No podría ser de otro modo.

Sobre el autor

E L profesor Ramón Campayo es hipnoterapeuta colegiado y uno de los mejores mentalistas de la historia. El uso del término «mentalista» hace referencia en Europa a cualquier persona que desarrolla una cualidad mental de forma excepcional.

Los mentalistas están divididos en tres grupos: los expertos en memorización; los calculadores aritméticos, los cuales realizan sumas, multiplicaciones, raíces y otras operaciones matemáticas con infinidad de dígitos, y, por último, los magos, quienes usan básicamente trucos que tienen que ver exclusivamente con la magia y con su habilidad mental. En el continente americano, el término «mentalista» también se emplea con frecuencia para referirse a los espiritistas.

Ramón Campayo es el memorizador más veloz de todos los tiempos. El día 9 de noviembre de 2003 pulverizó un total de 15 récords mundiales de memorización rápida (hasta tres segundos) en Starnberg, una ciudad situada al sureste de Alemania, junto a Múnich, y los batió en todas las disciplinas posibles (números binarios, números decimales...) ¡y en menos de una hora!

Hay que señalar que las pruebas serias de memorización de los campeonatos internacionales no pueden contener texto, pues por fuerza este siempre estará escrito en algún idioma concreto y, por ello, siempre tendrían ventaja los competidores nativos. En cambio, el empleo de los números trata a todo competidor por igual, pues estos caracteres son los mismos para todos ellos.

Los números decimales, es decir, los que están comprendidos entre el cero y el nueve, son los más difíciles de memorizar, más que los binarios (que son los usados por las computadoras y solo constan de ceros y de unos). En cambio, estos últimos requieren una mayor precisión memorística y más nitidez fotográfica, pues cuando llega el momento de escribirlos, tras su memorización, el competidor tenderá a confundirlos. Esto es algo lógico que le sucederá a cualquier persona que trate de escribir largas secuencias de ceros y de unos solamente.

Desde siempre le ha gustado especializarse en pruebas de velocidad, porque lo que más le gusta es enseñar a otros, pero no superficialmente, sino formando grandes campeones. No en vano lleva muchos años enseñando sus técnicas de estudio a través de su página web de Internet: www.ramoncampayo.com, mediante los cursos presenciales que imparte por todo el mundo y en su consulta personal de Albacete (España).

Pero ¿qué le ha llevado a especializarse en la velocidad de memorización? Sencillamente porque, tal y como él afirma, los estudiantes siempre estudian contrarreloj, y para ellos sería muy bueno hacer las cosas rápidas y bien, por razones obvias, lo cual les permitiría tener más tiempo libre para descansar, divertirse o dedicarse a otras actividades. En resumen, tiempo libre que haría además la doble tarea de fortalecer psicológicamente al alumno, el cual comprobaría que estudiar no es tan desagradable (te lo pasas realmente bien estudiando con los métodos del profesor) y que solo requiere un poquito de dedicación.

Pero para memorizar rápido, aparte de la técnica también es necesario leer velozmente. Ramón Campayo puede memorizar un número binario de ¡40 dígitos!, que aparezca repentinamente en un ordenador, en solo un segundo. Un número como este:

01101001010110010110
01011010100101100011

Es de suponer que antes de memorizarlo, primero tiene que darle tiempo a leerlo. No en vano también posee récords mundiales en velocidad de lectura, siendo su «crucero económico» superior a las 2.500 palabras/minuto y obteniendo puntas de más de 4.000 palabras/minuto, ¡70 palabras por segundo! Todo ello, no solo sin perder entendimiento, sino además con más comprensión que cualquier otra persona.

Hoy por hoy, Ramón es capaz de leer, entender y memorizar más rápido que cualquiera, pero también ha hecho pruebas de fondo y posee récords mundiales en estas disciplinas, como la mayor cadena de palabras memorizadas por orden y tras oírlas una sola vez, sin verlas: 23.200 en 72 horas, recordando el puesto exacto de cada una de ellas. Y es que, dada su enorme memoria fotográfica, Ramón se ha especializado además en la memorización sin ver, solo de oído, para poder estar más «cerca» del resto de los mortales. De hecho, actúa mucho con los ojos vendados y, aun así, ha podido memorizar una baraja española de 40 cartas en solamente 40 segundos ¡sin verla!

Para terminar, animamos a todos los lectores a que lean en este libro su impresionante currículo, el cual pueden seguir también a través de su página web, recordándoles que Ramón Campayo está en activo y que seguirá batiendo récords para asombro y deleite de los demás.

Querido profesor, gracias por tus años de investigación sobre los secretos de la memorización, y gracias por los conocimientos que, en consecuencia, nos aportaste a nosotros en su día y nos sigues aportando en tus cursos, en Internet y ahora mediante este espléndido libro.

Te deseamos ¡¡mucha suerte!!

Un grupo de alumnos y admiradores.

Currículo

- Mentalista profesional, realizando exhibiciones desde el año 1980 hasta el día de la fecha. Actualmente, Ramón Campayo es poseedor de numerosos records del mundo de memorización, tanto de velocidad como de fondo.
- Memorización de una cadena de 23.200 palabras en 72 horas tras oírlas una sola vez, recordando la posición exacta de cada palabra y su número de orden. (Ejemplo: ¿Cuál es la palabra número 18.327?) Contestó a 500 palabras escogidas al azar con el resultado de 498 aciertos y dos fallos, en la exhibición realizada ante notario en las pruebas de selección del programa «Rompiendo Récords», Barcelona, 1987.
- Memorización de seis mazos de cartas de la baraja española (240 cartas en total) extendidas sobre una mesa (sin verlas, con los dos ojos vendados) tras oírlas una sola vez y de manera salteada. El tiempo de memorización récord fue de 18 minutos exactos, y consiguió recitar todas las cartas sin errores.
- Exhibición en directo, el día 4 de diciembre de 1998 en Madrid, en el programa de Televisión Española «¿Qué Apostamos?», donde memorizó cinco mazos de cartas (sin verlas) con dos errores. En ensayos previos sin errores, y además batiendo el récord mundial de velocidad al lograr memorizar un mazo en 40 segundos (el récord Guinness era de 43 segundos).
- Exhibición al memorizar (tras oírlas una sola vez y con los dos ojos vendados) las 84 fichas de tres juegos de dominó manteniendo el orden exacto de los dos dígitos de cada ficha (es decir, la ficha 3/5, por ejemplo, la distingue de la 5/3, aun siendo la misma), en ocho minutos. Prueba realizada en enero de 1999, en directo, en los estudios de la cadena de televisión T.V.A.

Su récord personal con fichas de dominó es de siete juegos completos (196 fichas) en 18 minutos y medio, en las mismas condiciones que la prueba anterior.

• Récord Mundial de Velocidad al memorizar, en un torneo internacional celebrado en Moscú y organizado por el club Levsha, un número de 15 dígitos en 0,7 segundos, el 4 de septiembre de 2004, aunque actualmente es capaz de hacerlo en tan solo 0,5 segundos.

• 15 Récords mundiales de memorización rápida el día 9 de noviembre de 2003, conseguidos en Starnberg (Alemania) en cuatro pruebas distintas, una tras otra, en un intervalo de tiempo inferior a una hora. Los récords finales para cada prueba fueron:

a) Memorización en tan solo un segundo de un número decimal (7934625...) de 16 dígitos. En el citado torneo de Moscú memorizó 17 y actualmente es capaz de hacerlo con 19 dígitos.

b) Memorización en tan solo un segundo de un número binario (10010110...) de 30 dígitos. En Moscú memorizó 33 y actualmente es capaz de hacerlo nada menos que con 40 dígitos.

c) Memorización en tan solo dos segundos de un número binario de 42 dígitos. Al día de hoy es capaz de memorizar 52 dígitos en este espacio de tiempo.

d) Memorización en tan solo tres segundos de un número binario de 48 dígitos.

• Asimismo, cuenta con haber memorizado de forma ordenada un número de 1.000 dígitos en 15 minutos, guías de teléfono, signos raros, gamas con infinidad de colores, reconocimiento de personas con su DNI, libros de todo tipo, etc.

• Su velocidad de lectura es superior a las 2.500 palabras/minuto, equivalente a más de 10 veces la rapidez de un estudiante universitario.

• Miembro de la Sociedad Internacional «MENSA», con un C. I. de 194 puntos en la escala de Cattell, uno de los cocientes intelectuales más altos del mundo.

• Como mentalista prepara a multitud de estudiantes y opositores, enseñándoles los secretos que rigen la mente durante el aprendizaje y en el estudio. Sus alumnos obtienen unos brillantes resultados gracias a sus cursos.

- Hipnoterapeuta, ejerciendo la hipnosis clínica desde 1992. Aparte de los tratamientos que realiza, sus conocimientos le permiten preparar psicológicamente a todos sus alumnos, los cuales aprenden las mejores técnicas dirigidas a obtener un máximo control de su cuerpo y de su mente. Mejoran rápidamente su autoestima y su positivismo y aprenden a eliminar todo tipo de miedos y de temores, como, por ejemplo, los que poseen la mayoría de los estudiantes ante los exámenes.

- Realiza frecuentes apariciones en distintas cadenas nacionales de televisión. Pricipalmente en TVE, Antena 3 TV y Canal Satélite Digital, así como en las autonómicas: Visión 6, T.V.A. y Canal Castilla-La Mancha. También a través del Canal Satélite Internacional, y en otros programas del continente americano tales como «Despierta América».

Otras apariciones suyas son en diferentes programas de radio de distintas emisoras del país, donde incluso también hace demostraciones. Principalmente en espacios de Radio Nacional de España.